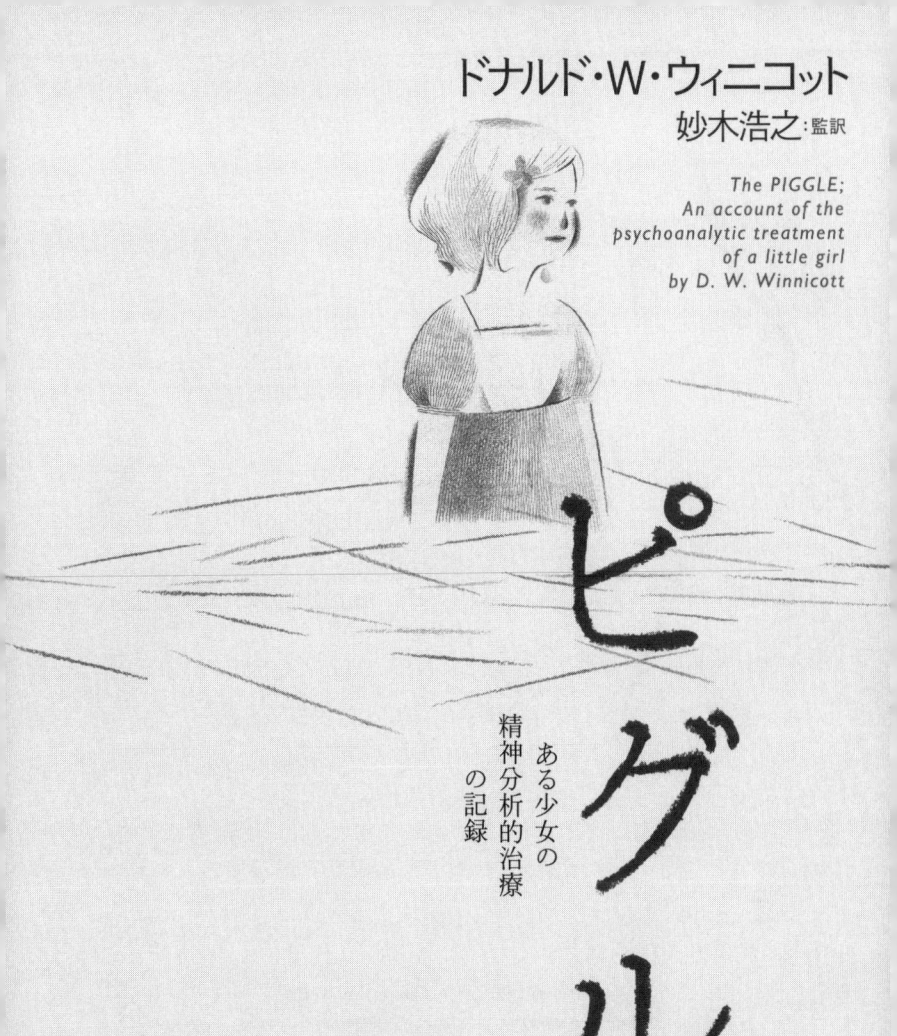

ドナルド・W・ウィニコット
妙木浩之:監訳

The PIGGLE;
An account of the
psychoanalytic treatment
of a little girl
by D. W. Winnicott

ピグル

ある少女の
精神分析的治療
の記録

金剛出版

THE PIGGLE

by

D. W. Winnicott

Copyright ©1977 by Clare Winnicott
Japanese translation published vy arrangement with
Paterson Marsh Ltd. and the The Winnicott Trusut
through The English Agency (Japan) Ltd.

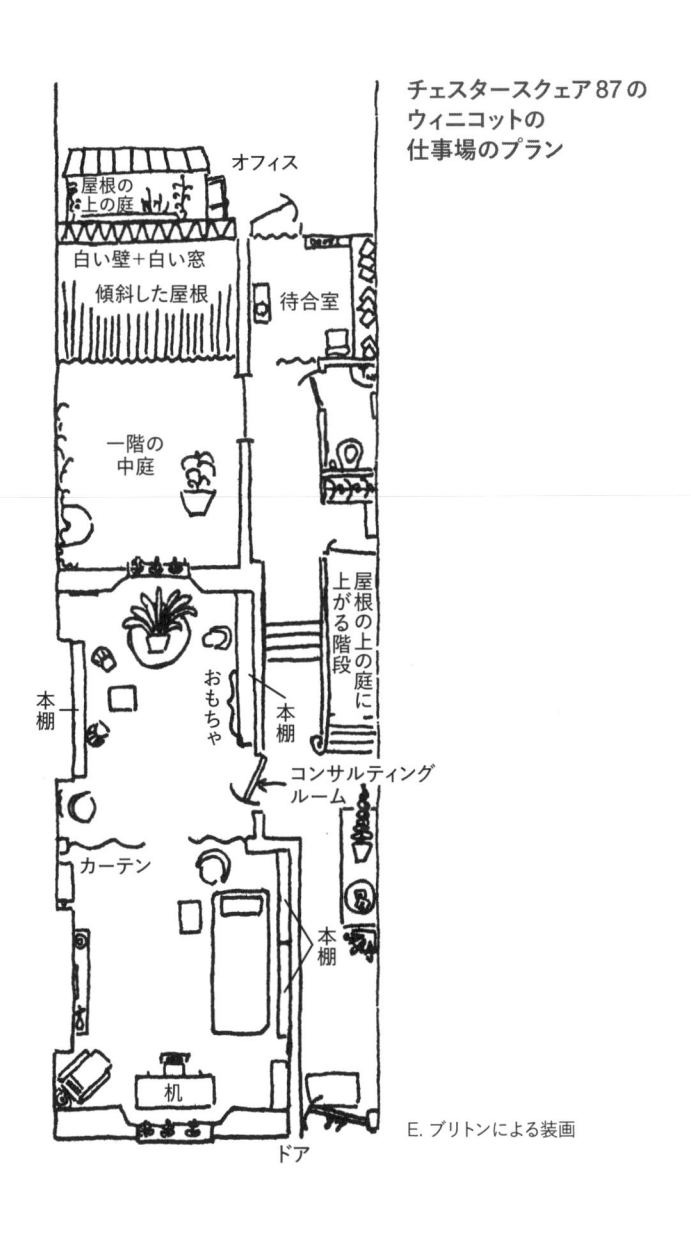

チェスタースクェア87の
ウィニコットの
仕事場のプラン

オフィス
屋根の上の庭
白い壁＋白い窓
傾斜した屋根
待合室
一階の中庭
屋根の上の庭に上がる階段
本棚
おもちゃ
本棚
コンサルティングルーム
カーテン
本棚
机
ドア

E. ブリトンによる装画

まえがきとして
―― ウィニコットの創造性

北山 修

精神分析の二分法

　古典的精神分析の態度の形容には「外科医のように」というフロイトの比喩があります。そこで「同情でさえも脇において」と書くフロイトには、どちらかと言うなら事態を「あれ」と「これ」とに割り切る傾向が垣間見えます。現実と幻想、意識と無意識、一次と二次という、二つに分けるのがフロイトの特徴であり、他方で、分析家にとっては両方が大事なのです。つまり分析態度として「中立性」と「平等に漂う注意」という指針があるわけで、分析家は「あれにもこれにも」と、「平等に漂う注意」で関心を向けるのですが、先の「あれかこれか」に対し「あれもこれも」は矛盾することになります。

　そして、この「あれもこれも」という点から私が強調したいのは、古典的な立場では長く、「前エディプス」と「エディプス」の区別や、「前性器期」と「前性器期」の区別を採用してきたことです。これには精神医学の精神病と神経症という重要な二分法が対応し、私はフロイト（1905）の「覆いをつける」と「覆いをとる」の区別を対応させてきました。

　つまり、弁証法的な対話や、一つにする統合の前に、二つの両極が私たち臨床家の思考世界に存在していて、すでに思考は分けられているのです。この二つを合わせて何とかものを作ろうとする発想

は，フロイトの「精神分析療法の道」（1919）にありますが，その「合金」の作り方は実に難しいのです。「金」と「銅」を合わせて「合金」を作る際，「金」の精神分析は「銅」に対し不偏不党で，いわば「純金」だと言うのですが，合金作りは不純であり葛藤的なのです。

重ね合わせという方法

　こういう，どちらなのかと問う二分法的な書き方が多い精神分析の中で，D. W. ウィニコットの提示法は際立つのです。それは『抱えることと解釈』という書名に表れる通りで，分析や解釈を「すること」だけではなく，「いること」を可能にする「場」のマネージメントや「抱えること」「環境の提供」が並行するのです。

　二つは違うものですが，臨床においては重ね合わさって同時存在するのです。そして，移行対象や遊ぶことを説明するときの，彼の逆説的な書き方をご覧ください。あの内でもあり外でもあり，外でもなく内でもないという，概念の重ね合わせはウィニコット理論の特色だと言えそうです。

　また「遊ぶことと現実」「小児医学から精神分析へ」というタイトルがそうです。そして私の『錯覚と脱錯覚』第6章から彼の逆説を挙げるなら，内と外との間における「移行対象」だけではなく，「錯覚と脱錯覚」「可能性包蔵空間における連続と不連続」「母親の原初的没頭と正常」「子どもの狂気の受容」「主観的対象」「悪いと良いの間のほど良いこと」「対象は破壊されるが生き残る」「二人でいるところで，一人でいる能力」という具合に，概念の重複は次々と出現します。また「家庭を精神病院にする」「私でないものと私」「一人の赤ん坊などいない，母親や環境とともにある」「多くやりたいとこ

ろでできる限り少なくやる」は、ピグルのマネージメントや理解を行うためのウィニコット的なモットーであります。つまり、この溢れるほどの逆説は普通の二分法の中で「あれかこれか」の葛藤やジレンマがあるはずの場所なのです。

　そのあたりをウィニコットはどのように体験しているのでしょう。たとえば本書の編者覚書の冒頭でも引用される「治療の目標」(1962)の中で、分析家が非分析的な仕事をすることをウィニコットは擁護し、その最後でこう言います。「状況に応じ適切だと思う他のことを私たちは分析家としてやるのです。それはそれでいいんじゃないか」。

　最後の「それはそれでいいんじゃないか」(本書では「それ以外何があるでしょう？」)は"And why not?"で、そこに葛藤を読み取るのは難しい表現です。しかし、本書『ピグル』でオンディマンド法を提案する時にこう言います。「週1回の治療は、週5回の治療とオンディマンド法の間で虻蜂取らずに終わり、本当の深い作業が成し遂げられることを妨げている」。

　この「虻蜂取らず」の原文は「どっちつかずに陥る falling between the two stools」です。しかし訳者たちは、ここで彼が「虻」か「蜂」かと葛藤していると読んでいるのです。つまり両極の間で彼は葛藤していないようでも、読者は葛藤することになります。

　私は、この二分法世界でウィニコット理論に接するなら、凡人にはあれかこれかと考えて葛藤し迷うという体験が欠かせないと思うのです。たとえば退行する患者や重症の患者には、その収まりの悪さや依存のためにウィニコットの言う「設定 setting」や「環境の提供」が意味を持つのは当然ですが、治療構造を動かす創意工夫には、迷いや葛藤が欠かせないと思うのです。

　つまり分析的設定は、教科書的に構造化されるものでも、配分を

まえがきとして──ウィニコットの創造性

決めて同じものを作ろうとする「合金」でもありません。それは，次のように「創造」だと言うことができるのです。

> 「抱えることというウィニコットが明らかにした環境の提供とは，共感という受身的な状態以上のものを大いに含みます。実に抱える環境は，時に治療者の中に積極的に求められて創造されねばならないのであり，この過程は多くの内的な活動と闘いに治療者を巻き込むことがあるのです……」(P. Goldberg, 1990)

> 「設定は，ある期間を通じて行われる弁証法的な創造です。それは患者と治療者が一緒に創造するのです」(D. Rosenfeld)。

このようにウィニコッティアンが使う「創造」は「新しいものを創る」という意味だと思うのですが，それは人が変われば違うものとなる「唯一無二」ということになりましょう。ならば，ウィニコットの治療は名人芸だということになり，私たちは何をどう学べばいいのかと途方にくれることになるかもしれません。

二者言語と構造以前

つまり母親という存在に，乳房と抱える腕という，対象と環境とが非対称的に同時に存在しているので，この同時存在の総合的把握がややこしく，知的には対象関係と環境論という具合に二分法的に語られることになるでしょう。良いか悪いかならば「あれかこれか」で対照的・対称的ですが，対象と環境は非対称なので「あれとそれ」となり実に提示が難しいのです。

そしてこれらを言葉で何とか組み合わせて描写する議論こそ，「エディプス・コンプレックス」が展開しやすいところなのです。そし

て，言語こそエディプス構造を具体化する代表であり，このことは精神分析を実践する者なら共有している理解でしょう。言語というエディプス構造の実在を説明するにあたり，私たちは，発達段階として「言語以前のことば」を認めます。精神分析の世界でその「ことば」を言葉で表現するには詩的な表現やレトリックが求められ，ウィニコットはこれを行う達人でしょう。

　多くの詩人が「詩心というものが捉え得る言語以前の世界」のことを語っています。私はこれを，母子の間で通じる「二者言語」と呼び，第三者に分かる必要のある「三者言語」と対立させる形で論じました。私がピグルの話す言葉は，第三者に分からないので，言語の資格を喪失することになります。私がここで，ここにいない第三者に分からないことを言うなら，それは嘘か間違いか，それとも詩人か，はたまた狂人かと問いかけられることでありましょう。逆に，母と子の間でしか通じない二者言語は，第三者から「分からない」とされること，つまり排除の対象とされることは避けられないのです。

　単純化して言うなら，乳幼児が或る身振りを示せば「ミルクがほしいのね」と理解されるコミュニケーションのことであり，次いで生まれる喃語や舌足らずの言語のことを思い浮かべられるとよろしいかと思います。そして，二者言語は大抵は情緒や思考，そして身振りが入り混じった濃厚な交流で，当事者には音楽的であったり，息詰まるものがありながら，その意味が第三者には分からないということが起こりやすいのです。最初から『ピグル』に登場するのはそういう言葉の連続ですし，第二者としての母親が理解できなかったのも不幸なことでしょう。

　ですから，このような「言語以前」の問題を言葉で紡ぎ出す際は，

ピグルに，そしてそれを読む者にも何重もの困難を強いることになります。ウィニコットは，あまりその葛藤や苦しみを記述しません。理論的には，非言語的な「提供」や「支持」の側面を「脇に置く」のではなく，「抱えること」やマネージメントという環境調整にも，もの言わせるのです。そして彼は，これを「環境としての母親」の仕事として捉え，「対象としての母親」による対象関係レベルの言語的アプローチと総合させるのです。こうして，両者を母親の中に同時存在させてあまり葛藤なく，二者言語を楽しく遊びながら喋るのが，ウィニコットの交流の本質だと私は考えます（直感と無意味に満ちた交流を，第三者的に「分かる」ためには，妙木の解説を読んでもらいたい）。

　本書では珍しく一箇所だけ，治療者を変更するかどうかで葛藤し迷うところが出てきます。しかし実際のところ，これらは誰にでも容易にこなすことができ，困難は回避できるところでしょうか。舞台が変わると劇が壊れ，額が動くと絵が収まらなくなり，土俵が動くと相撲が変わるという現象があるはずです。だからそこに求められるのが，多くは葛藤と困難を伴う創造なのだというのではないでしょうか。私は，普通はそういう葛藤こそ人を創造的にするのだと考えます。

創造性とその個人的な起源

　両面性を維持して中間に立ち，創造する。こうして，どうして彼がそこに立てるのかが見えてきそうです。ここで思い出すのが，「創造性とその起源」という論考で紹介されているビネットであり，そこでウィニコットはある男性患者にこう言っています。

> 「実際はその寝椅子に男性がいるのに，女の子を見たり，女の
> 子が話すのを聞いたりしたのは，この私なのです。狂っている
> 人間は私自身なのです」

　これが病理を扱う技法論であり，ウィニコット自身のどういう側面を表しているのか正確には不明です。しかしこの論考で，英国人でなくとも，父の死までは順調であったハムレットの悲劇がよく分かるようになります。「恋人か父親か」「女か男か」と悩むハムレットの二分法問題が，"to be or not to be" という存在のテーマに関わり，女性拒否にまで至るという展開がよく分かるようになります。

　しかし，読者の関心と問題はシェークスピア文学ではないですから，ここから私の空想を混じえながら，非常にデリケートなことを書かねばならないと思います。それはウィニコットにおけるセクシャリティに関することであり，あまり表立っては語られていないことです。それは，彼の中における女性性のことですが，もっと通じやすくするために彼は母親的であると言っていいのかもしれません。

　人間には両性が存在するという両性素質という考えが，精神分析の考え方としてあるのが知られていますが，ウィニコットが女性的であったことは多くの人が証言しています。F. R. Rodman の伝記によれば，ウィニコットが女性的な声をもった母親的人物であることが記され，彼は同性愛者ではないのですが，性的に不能であった可能性も書かれています。そして著者たちはそれを，彼が母子関係について書きながら，父親の特異性をほとんど書いていないことと関係づけているのです。

　もちろん，このウィニコットの母親性の発達については，彼自身の母子関係で発達した「世話役人格」である可能性があります。そ

れゆえウィニコット理論では，重要な二分法で男か女かを問う「エディプス」や「去勢」についての関心が高くないようなので，この傾向に彼の内部における両性的なセクシュアリティの存在を推測することは簡単でしょう。

また私自身の内心の女性性は，女々しい気持ちを歌にしたことの多い創作活動でも明らかですので，両性傾向bisexualityの観点から創造性について少し書いておきます。つまり私には，ものを作る創造性が両性の要素の共存と結合にあるという自覚があり，私自身にもその側面があると感じるのです。そして，彼の「どっちつかず」の立ち位置もまた，その前性器的な両性傾向と無縁ではないと思うのです。そして母性的要素は，分析者が分析的に器となって「コンテイン」することにおいても不可欠でしょう。また母親的アイデンティティは小児科医として当然だと言えますし，「割り切る」傾向の強い外科医的な人には真似したくても簡単に真似できるものではないと思うのです。

逆に，父性的な「割り切る」フロイトについて，母性的なウィニコットが真似したいと思っても真似できないものの大きいことを感じます。つまり多数において，男性性と女性性の配分も，アンビヴァレンス葛藤の程度も，楽しみ方も苦しみ方も皆異なり，その間の解決法も統合の度合いも皆違うのではないでしょうか。それが，ウィニコットとの距離や親近感を左右するものと考えます。

読者を創造的にする

以上のウィニコットの内面に関しては推測を含むのですが，十人十色の両性素質傾向と母性的な考え方の関係は重要であると思いま

す。そしてピグルと対話するウィニコットの姿とその心を考えるときにも重要なのです。記録や当事者のコメントから思うのですが，中身はほとんど二者言語で，第三者，つまり父性にとってはその意味が「分かったようで分からない」対話です。それについて，当事者が「分かったようで分からない」状態を維持することも，外部から正解のない理解を続けることもなかなかできることではないでしょう。その上，詩集ではないわけですから，その記述をそのまま出版したことも，そのまま訳出しようとすることも，楽しいだけではない，本当は苦しいことだったと思います。だから，ずいぶん前に出ていた訳書が不十分で，それを超えるための困難を生きて今回やり遂げられた妙木先生と訳者たちに感謝したいと思います。

　しかし，ケースは父親とも母親とも子どもとも関わり，翻訳の参加者たちは治療の内側にも読者という外側にも関わっているのです。そしてその皆が，精神分析でありながら精神分析ではないという，この不分明の事態のど真ん中に立てることが何より重要だったでしょう。そして訳者の苦労はそのまま，読者にも同様の葛藤を強いることでしょう。

　しかし今から1980年代，妙木先生たちとウィニコット研究会をやった時に味わった楽しみと苦しみが，この精神分析学の世界で私を創造的にしてくれました。またこの記録の中には，分かる人にしか分からない意味や無意味が大量に含まれています。私が30年前に『錯覚と脱錯覚』で示したように，これはルイス・キャロルの『アリス』に匹敵して，著者においては葛藤が明示されていなくとも，読者はまずは「分からない」ので「分かりたい／分からない」の葛藤を感じることでしょう。本書は，その解決が人によって違うので，結果的にそれぞれの読者においては違った唯一無二の「物語」が創

まえがきとして——ウィニコットの創造性

造されるようにできているのです。つまり，読者がある程度は好きなように物語を紡ぎ出せるようになっていますので，結果的に「ウィニコッティアン」なんて作りようがないのです。そこに私は，オリジナルでいることの孤独を痛切に感じます。

参考文献

Freud, S.（1905）：Über Psychotherapie.「精神療法について」（小此木啓吾訳）『フロイト著作集9』人文書院，1983.

Freud, S.（1915）：Weitere Ratschläge zur Technik der Psychoanalyse : III. Bemerkungen uber die Übertragungsliebe.「転移性恋愛についての観察（精神分析技法に関するさらなる勧めIII）」（藤山直樹監訳）『フロイト技法論集』岩崎学術出版社，2014.

Freud, S.（1919）：Wege der psychoanalytischen Therapie.「精神分析療法の道」（本間直樹訳）『フロイト全集16』岩波書店，2010.

Golberg, P. : The holding environment: Conscious and unconscious elements in the building of a therapeutic framework. In : L. B. Boyer & P. L. Giovacchini（Eds.）, *Master Clinicians on Treating the Regressed Patient*. Northvale, NJ : Jason Aronson, 1990.

北山修『改訂 錯覚と脱錯覚』岩崎学術出版社，2004.

北山修『劇的な精神分析入門』みすず書房，2007.

Rodman, F. R. : *Winnicott-Life and Work*, Cambridge, M.A. : Perseus, 2003.

Rosenfeld, D. : *The Soul, the Mind, and the Psychoanalyst*. London : Karnac, 2006.

Winnicott, D. W.（1971）：*Playing and Reality*.（橋本雅雄訳）『遊ぶことと現実』岩崎学術出版社，1979.

序　文

　この本は，幼い子どもの治療についての一人の精神分析家の記録を逐語的に抜粋したものである。読者は，面接室 consulting room という親密な場に入ることを許される，作業中の子どもと治療者を検討するというめったにない機会を持てる。それは専門的に子どもたちと関わる人たちにとって特別な価値を持つ一方で，子どもや子どもの成長に関わる誰にとっても関心を引くことだろう。

　ピグルは晩年のウィニコット博士の著作に親しんでいる人たちにとっては特に興味深いものになるだろう。彼はコメントや読者のために時々なされるメモによって，展開しつつある治療を描写し，何が起きているかについての理論的な理解を与えている。同時に，彼が語った言葉，そして彼がそれをどのように言ったかについての文章は，子どもの治療における精神分析理論や技法への貢献を鮮やかに示している。しかもこれは難解な教科書ではない。それは，激しさと楽しみを意図しつつ，一緒に作業したり遊んだりしている二人の人間の活気ある報告でもある。ウィニコットの考えでは「この年齢の子どもにとっては，何よりもまず，ゲームが**遊ばれて楽しまれ**ない限り，そのゲームから意味を得ることはできない。」楽しみを通してこそ，経験全体の内側で不安に克服され，コンテインされるのである（13回目のコンサルテーション）。

　読者は，この子とのプレイでウィニコット自身が楽しんでいると感じるだろう。彼は転移に気づき，受け入れるだけでなく，さらに

まえがきとして――ウィニコットの創造性　　　　　　　　　　　　　　xv

もっと多くのことをしている。彼は割り当てられたさまざまな役割を演じることによって、そこに命を吹き込むのである。この子どもの内的世界の劇化によって、彼女をなによりも悩ませるそれらの空想を体験し、遊ぶことができるようになった。これは、数回で、そして治療者の技術を通して十分に安全になった設定において生じている。転移における創造的な緊張が維持され、不安や気がかりの水準が子どものキャパシティを超えないところで保つことで、遊びを続けることができる。

　ウィニコット博士は、技法を一人ひとりのニーズに合わせていた。もし毎日分析の精神分析が必要とされ、それが可能なら、彼は精神分析を行っただろう。さもなければ、彼は定期的なセッションから「オンディマンド」[▶訳注1]のセッション、もしくは単発の、あるいは幅広い治療的なコンサルテーションにいたるまで技法を変化させた。このケースにおいては、「オンディマンド」の方法が用いられた。

　この本の手書き原稿において、ウィニコット博士は患者の両親と作業していく中で自分がコメントしたことを忘れないようにメモを残した。残念なことに、彼はこれを完全な形で書き残さなかったが、彼の断片的な記録は、彼が両親と作業する関係の中で感じたことが記されている。彼の記録は次のように読める。「両親と素材を共有すること――家族療法ではなく――ケースワークでもなく――**共有されたpartagé（shared）精神分析**。彼らは秘密を口外することもなく、干渉してこなかった」

　両親と共有すること、そして面接の間隔をあけることは、この子の所有欲を弱める効果を持ち、患者の両親との関係が治療プロセス

[▶訳注1] クライエントの希望＝要求にしたがって、セッションを入れる治療。精神分析が多頻度で毎日分析を基本とするのに対して、頻度、セッション間隔があきやすい。

全体の一環として進展するための道を患者に残しているということを示す記載もある。読者はピグルのケースにおいて，両親が精神分析の分野における知識をもっている専門家だということがわかるだろう。彼らの協力はこの仕事の成果にとって非常に重要だった。

　その治療は不定期の面会を加えると，2年半に及んだ。会わない間，患者は，どんな風に感じているかをウィニコット博士に伝えるために，両親の手紙と一緒にしばしばメッセージや描画を送ってきた。治療を進める上で不可欠だったのは，その面会が子どもの依頼によって設定されたことであり，この技法は，関係を維持する際，決定的に重要なことだった。転移の力は，はじめから終わりまでずっと保たれ，最終的には双方が満足する，感動的で説得力のある方法で解消されたのである。

クレア・ウィニコット

R.D.シェパード

ウィニコット出版委員会

編者覚書

　晩年のドナルド・W・ウィニコット博士によるこの本を紹介することは，私にとって大きな喜びであり誇りです。この個人的で魅力的な臨床記録を書いた後，クレア・ウィニコット夫人と彼が治療した子どもの両親以外の人に見せることを決断するまで，彼は数年間そのままにしておきました。私はウィニコットが1971年に亡くなるその1年半前，たまたま，ウィニコット家の人だけが触れられるような原稿があると知りました。1969年の夏の間，彼と私との間に交わされた長い議論の記録，そして，この本の出版を準備する彼を助けるためのその後の私たちのやりとりは，彼のために編集するにあたって私のガイドラインとなりました。もしウィニコットに時間があって，ノートを書き換えたり書き加えられたりしたならば，彼だけになし得たこと，やろうと計画していたことは多くあったでしょう。その貢献をウィニコットのもともとの形式やスタイルにとどめるために，それらは手を加えないままにすることになったのです。しかし，このことによって，非常に稀な臨床的慧眼の雄弁な例と，子どもの精神分析的治療におけるもっとも創造的で際立った熟練者の理論と技術のかけがえない描写が，そのまま残るように運命づけられたようです。

　特に彼の伝記的情報をもたない読者のために，ウィニコットについていくつかの事実を述べておいた方が良いでしょう。彼は生粋のイギリス人を両親にもち，快適な環境で育ちました。20代前半に医

師の資格をとりました。彼はロンドンのパディントン・グリーン病院に内科医として勤めながら小児科医としてのキャリアを始めました。その後40年間にわたって約60,000人と見積もられる母親や子どもたちを診察しました。小児科医として臨床をはじめて間もなく、ウィニコットはアーネスト・ジョーンズと接触し、ジョーンズはジェイムズ・ストレイチーにウィニコットの精神分析を依頼しました。この頃のことを、ウィニコットは「当時私は小児科指導医として働きはじめました。おわかりいただけると思いますが、多くのケースの病歴をとることと、来院した特に知識をもたない両親の誰もが精神分析的な理論を必要とし得るという確信を得ることは、非常にエキサイティングでした。そしてそのことは私自身の精神分析を通して意味を持ち始めました。当時、小児科医でもある精神分析家はほかにおらず、23年の間、私は孤立していました」[▷脚注1]。

　生涯最後の15年間、彼は名声と世界的な評判を得ました。彼は学派を作らず、教えを広める弟子たちのグループを率いることもしませんでした。彼は自分の発見を示す際の気取らず直截なやり方と、単純でありながら真似のできないスタイルを通して評判を得ました。その話し言葉、書き言葉において、彼は実際の作業の生き生きした例──彼の発見に対する説得力のある証拠──を提示しました。彼の言葉は、科学的な集まり、精神医学と精神分析の学術雑誌に向けられていて、そしてさらに、多くの親、ソーシャルワーカー、教師、そして教育や精神保健や子どものケアサービスに関わるすべての人びとのより広い集まりにも向けられています。ウィニコットは、人々がそう認識せずに知っていたことの重要性を発見すること、あるい

[▷脚注1]「クラインの貢献についての私的見解」『情緒発達の精神分析理論──自我の芽生えと母なるもの』牛島定信訳, 岩崎学術出版社, 1977年10月。

は人間の成長と充足のための重要性を評価したことによって，人間の本性についての科学に歴史を築きました。著書目録はまだ最新のものになっていませんが，刊行されている彼の書籍と論文は190タイトルに及びます[▷脚注2]。このように豊富な貢献の主なテーマを要約するだけでも丸一冊の書籍が必要でしょう。しかし，ウィニコットの貢献の本質についての解説は，ウィニコット論文集の新版，『小児医学から精神医学へ』におけるマシュード・カーンによるイントロダクション[▷脚注3]で読むことができます。

　私にとって，もっとも尊敬する師の一人であり続けたドナルド・ウィニコットは，ほぼ20年にわたって私の友であり相談相手でもありました。ヨーロッパで国際精神分析学会があるときは，毎回私はロンドンに立ち寄りました。1969年6月，私は，彼に，ローマに行く途中，双方がプレコングレスの活動で忙しくなる前に，会って話す時間をとってもらえないだろうか，と打診する手紙を書きました。すぐに返事があって，私のロンドン到着直後の夕方に時間をとってくれるということでした。しかし，同日に後から受け取った別の手紙には，以下のように記されていました。

　「いくつかお知らせすることがあります。ご存じないでしょうが，あなたは7月22日の2時30分から4時15分に，プレコングレスの参加者全員の前で私をスーパービジョンすることになっています！

[▷脚注2]『情緒発達の精神分析理論――自我の芽生えと母なるもの』牛島定信訳，岩崎学術出版社，1977年10月の編者リストを参照のこと[▶訳注1]。

　[▶訳注1] 今日ウィニコットの用語辞典などが出ているので，そちらを参照すれば良いだろう。たとえばJan Abram（1996）『ウィニコット用語辞典』(舘直彦監訳，2006年10月，誠信書房)。

[▷脚注3] ロンドン，ホガース社，1975年刊，邦訳『小児分析から精神分析へ――ウィニコット臨床論文集』北山修監訳，岩崎学術出版社，2005年2月[▶訳注2]。

　[▶訳注2] 但しそのイントロダクションは邦訳では訳されていない。

「つまりこういうことです。私の病気のために、私の教え子の何人かは他所にスーパービジョンを求めていかざるをえず、プレコングレスにあたって私がスーパーバイズする適切な教え子がいない状態だったのです。そこで、私自身がスーパーバイズを受ける形にする許可を得て、あなたにお願いする次第なのです。

「まず私がある児童分析の時間を提示します。分析としてはひどいものかもしれませんが、議論が導かれるでしょう。私はこの体験を非常に楽しみにしています。必要なら、お会いした際にあなたの知りたいことはなんでもお伝えします。お引き受けいただけることを願っています。

ロンドンに着いてすぐの夕方、クレアがわれわれのために用意してくれた豪華な食事をとった後、ウィニコットは7月22日のことについて話してくれました。それはイギリス精神分析協会に依頼された、プレコングレスの学術プログラムの一部でした。ケースについて知っておくために読んでおくべきものはあるかと私が尋ねると、彼は冗談交じりに、準備に時間を使う必要はないし、会で彼が提示しようとしている素材の、私がスーパーバイズする上での気づきとなったり、開かれたディスカッションにつながりそうな部分以外に心を乱す必要もないと言いました。プレイフルなやり取りのあとになってようやく、彼は私にケース全体をタイプ打ちした原稿を手渡しましたが、そのケースのどの部分を提示するかは決められていませんでした。

ウィニコットがスーパービジョンすると事前に告知されていたのに、それを見ることはできず、よく知らない同業者に彼がスーパーバイズされるのを見ることになった聴衆ががっかりするのではないかと、ホテルに戻った私は心配に思いながら急いで原稿をめくり、

ケースの概要について知り，どのように議論が進みうるか考えました。あたかも優れたアートのコレクションにめぐりあったときのように，原稿を読んで得られたスリルと喜びがそれまでの懸念を一掃し，私はそこでの楽しい仕事を心待ちにするようになりました。この本はその原稿を読者に提示するものです。

　大きな階段式の会場は満席で，遅れて来た人は立ち見するしかありませんでした。入手できた出席者のリストによれば，聴衆には世界中の精神分析家が含まれていました。イギリスからの聴衆は数人に過ぎませんでしたが，それはプレコングレスの学術プログラムが主に海外からの参加者に提供されていたからです。彼がスーパービジョンを提示するのではなく，彼自身の招待によって私が彼をスーパーバイズすることになった事情を説明した後，ウィニコットはその柔らかな声と気取らないやり方で，ケースの紹介と，彼が患者と行った最初のセッションの提示をすすめました。続いての議論で中心に据えられたのは，ウィニコットが「オンディマンドの精神分析」と描写して呼んだ，低頻度の不規則なセッションは精神分析なのか精神療法なのか，という問題でした。ウィニコットは正式な精神分析の設定や，面接の頻度や規則性にではなく，転移と無意識を取り扱っていることに注意を向けて応答しました。この議論の途中で，あるせっかちな聴衆がささやくのが聞こえました。「これが分析であるってことに疑問があるなら，ハンス症例［▷脚注4］がいまだに精神分析的文献の古典の一つとして数えられているのはどういうことだろうか？」そしてこの本のウィニコット自身による序文で，彼は「オンディマンド」法の利点について議論しています。

［▷脚注4］フロイトのハンス少年の事例（邦訳は複数ある）。

1958年[▷脚注5]，ウィニコットは既に精神分析についての彼の見解を定義しています。彼は述べています。「私は，**精神分析的治療**について話すために招待されたことがあります。そしてこれと対比させるために，ある同僚が個人精神療法について語るために招待されていました。二人とも同じ問題から始めるでしょう。それは，これら二つはどのように区別されるのかということです。個人的には，私はこの区別をつけることはできません。私にとってこの疑問とは，そのセラピストが分析的な訓練を受けているか否か，ということになります。

　二つの主題を対比させる代わりに，小児精神医学において，より適切にこの二つを対比させられるかもしれません。実践において私は，この年頃（潜伏期）の子どもたちを何千人も小児精神科で扱ってきました。私は（訓練された分析家として）そのうちの何百人かに個人精神療法を提供しました。この年頃の何人かには精神分析を提供することもしています。それは12人以上20人以下くらいでしょう。その境界は非常に曖昧なので，私にははっきりしたことは言えません」

　その数年後（1962年）[▷脚注6]，彼は再びこの主題について以下のように述べています。「私自身分析を行うことを楽しんでいるし，それぞれの分析の終結を楽しみにもしています。分析のための分析は私にとっては意味を持ちません。私が分析を行うのは，患者にとってそれがなされること，ともになすことについてのニードがあるから

[▷脚注5]「潜伏期の児童分析」『情緒発達の精神分析理論——自我の芽生えと母なるもの』同上。

[▷脚注6]「精神分析の目標」『情緒発達の精神分析理論——自我の芽生えと母なるもの』同上。

です。もし患者が分析についてのニードをもたなければ，私は何か違うことをします。分析では「どれくらい**多くの**頻度でできるだろうか？」と問われることがありますが，対照的に，私のクリニックでのモットーは，「いかに**少なく**できるだろうか」です。

　彼は同じ論文を以下の文章で結んでいます。「私見では，精神病性の障害や個人の情緒発達における原初的な段階に属する心的メカニズムを私たちが解釈することがたまたまあったとしても，標準的な技法の実践における私たちの目的を変えるものではありません。私たちの目的が，転移という名のもとに，意識化されようとしていることを言語化することであり続けるなら，私たちは分析の実践を続けるでしょう。そうでないとすれば，私たちはその場にふさわしいと考える何かを実践する分析家なのでしょう。それ以外何があるでしょう？」

アイシャク・ラムジイ，M.A., Ph.D.
トピーカ，カンザス，1974年10月

編者覚書

目　次

まえがきとして──ウィニコットの創造性 ──── 北山 修　v
序　文 ──────── クレア・ウィニコット｜R.D.シェパード　xv
編者覚書 ──────────── アイシャク・ラムジイ　xix

はじめに ──────────── D.W.ウィニコット　3

患者，ピグルについて ──────────── 7

1回目のコンサルテーション ──────────── 11
──1964年2月3日

2回目のコンサルテーション ──────────── 29
──1964年3月11日

3回目のコンサルテーション ──────────── 49
──1964年4月10日

4回目のコンサルテーション ──────────── 69
──1964年5月26日

5回目のコンサルテーション ──────────── 83
──1964年6月9日

6回目のコンサルテーション ──────────── 95
──1964年7月7日

7回目のコンサルテーション ──────────── 111
──1964年10月10日

8回目のコンサルテーション ——————— 123
——1964年12月1日

9回目のコンサルテーション ——————— 139
——1965年1月29日

10回目のコンサルテーション ——————— 155
——1965年3月23日

11回目のコンサルテーション ——————— 169
——1965年6月16日

12回目のコンサルテーション ——————— 187
——1965年10月8日

13回目のコンサルテーション ——————— 207
——1965年11月23日

14回目のコンサルテーション ——————— 223
——1966年3月18日

15回目のコンサルテーション ——————— 231
——1966年8月3日

16回目のコンサルテーション ——————— 243
——1966年10月28日

ピグルの両親によるあとがき ——————— 248

解　説 ———————————————妙木浩之 251

ピグル
ある少女の精神分析的治療
THE PIGGLE

はじめに

　この本は，私の名前で書かれてはいるが，部分的にはピグルというニックネームの小さな女の子の両親によって書かれている[▷脚注1]。本書は，私の臨床記録にガブリエル（ピグル）についての両親の手紙を挿入して成り立っており，精神分析的面接の詳細を読者に伝えることを試みている。いくつかのコメントをつけたが，このコメントが臨床素材とその進展についての読者のパーソナルな見解を発展させる妨げにならないことを願っている。

　精神分析の詳細を公刊することが公正か否かについての問題はあるが，本症例において，患者は治療開始時にはほんの2歳4カ月だったので決定は容易だった。また，部分的に責任を負っている彼女の両親は，この治療記録の公開について，もしガブリエルが大きくなって本を目にすることがあったとしても，害にはならないだろうという考えを示した[▷脚注2]。

　私はこの治療を終結したものとしては描写していない。子どもの分析は完全なものであると考えるべきかどうかは疑わしい。患者が非常に幼いと，分析が成功し始めたときに，単に発達の過程が前面に出るだけだからである。本症例では，最初，子どもの病気が前景

[▷脚注1] イギリスでは，「ピグル」というニックネームは，小さな子どもに対してしばしば使われる愛称である。
[▷脚注2] 後日，母親は治療記録をみて刊行されることは考えずにいくつかコメントした。それらのいくつかは本書に収録されている。

を支配しているので，臨床的な改善が分析作業によるものであると言うことはたやすい。しかし，病気を構成している堅い防衛組織から患者が自由になると，臨床的な改善と情緒的な発達とを，つまり治療でなされたことと自由になった成熟過程とを区別することは非常に難しくなる。

　両親が最初に私に連絡をとったのは1964年の1月で，ガブリエルは2歳4カ月だった。私は，ガブリエルが2歳5カ月の時から「オンディマンド」で14回会った。14回目のセッションのとき，彼女は5歳だった。

　この特殊な分析は，彼女がロンドンからかなり遠くに住んでいたので，「オンディマンド」で行われた。そしてこのことは治療の終結についての問題に影響している。「オンディマンド」法が続けられるべきではないという理由はないし，ときには集中した治療の期間を含むものである。遠い未来は予測できないし，その必要もない。気づかれるであろうが，このことに関して，分析家は子どもの症状に両親よりもいっそう寛容な態度をとる傾向にある。子どもに症状が出現すると，親は子どもが治療に戻ることが必要だと感じるようになる。ひとたび子どもの治療が始まると，それぞれの家庭で適切に育てられているすべての子どもたちも豊かな症状を示すことを親たちは見失ってしまう。実際に子どもの治療は，家庭の能力といった大変価値ある能力を阻害する可能性がある。その家庭の能力とは，情緒的な緊張や，情緒発達の一時的な停止を示す子どもの臨床的な状態，あるいは発達そのものの事実さえも持ちこたえて対処する力である。

　この点において「オンディマンド」法には週5回の毎日セッションよりも利点がある。けれども，子どもが毎日セッションの精神分

析を受けるか，オンディマンド法の治療を受けるかの間の妥協案に価値があると考えられるべきではない。週1回の治療はほとんど妥協案として受け容れられているが，これに価値があるかは疑わしい。週1回の治療は，週5回の治療とオンディマンド法の間で虻蜂取らずに終わり，本当の深い作業が成し遂げられることを妨げている。

　読者は，この子どもの臨床的な状態が，面接と面接の間に両親が私へと書いた手紙によく描写されていることがわかるだろう。出版するつもりはなく，ただ分析家に知らせるためだけに書かれたこれらの描写から，ガブリエルの病気は最初の2回の面接の後にはっきりとした症状を示し，より明確に病気のパターンを示すようになったことがわかる。そして，徐々にこの病気のパターンはある程度解消され，一連の成熟段階へと道を譲った。この成熟段階は，母親が妊娠するまでのガブリエルの乳児期にはうまくいっていたのだが，再び繰り返し作業がなされる必要があった。しかし，精神分析的な作業の記録から，読者はこの子どものパーソナリティにおける本質的な健康さに気づくことができるだろうし，たとえ彼女が臨床場面や家庭で非常に病んでいるときであっても，その質は分析家にとっては常に明らかであった。最初から治療そのものが勢いを持っていたことは明らかだが，分析家に対する患者の両親と患者からの信頼によって強められたことも確かである。治療の描写は，その始まりからガブリエルは精神分析的な作業のために来ていたし，毎回，彼女は提示できる問題を治療にもちこんだことを示している。それぞれの状況において，方向を持たないように見える漠然としたプレイや行動や会話が多くあったにもかかわらず，分析家は，ピグルの特定の問題についての情報を彼女自身から得たという感覚を持っていた。これらの曖昧なプレイの諸段階こそ明らかに重要な特徴であり，そ

の中では混沌から方向の感覚が発達し，子どもは現実的ニードの感覚からコミュニケーションできるようになり，そのニードのおかげで，彼女は次のセッションを求めることができる。私は，記録をとったときのままに，曖昧な素材を曖昧なままに意図的に残しておく。

　　　　　　　　　　　　D.W.ウィニコット，F.R.C.P[▶訳注1]

1965年11月22日

[▶訳注1] R.C.P = Fellow of the Royal College of Physicians. 英国の医師資格。

患者，ピグルについて

母親によって書かれた
両親からの最初の手紙の抜粋
1964.1.4

「私たちの2歳4カ月になる娘，ガブリエルを診ていただくためにお時間をいただけないでしょうか。娘には心配事があり，夜も眠れないのです。いつもというわけではないにしても，時にはこのことが彼女の生活の質全般や，私たちとの関係にも影響しているようです」

「もう少し詳しくお話しします」

「娘を赤ん坊として描写することは難しいのです。一人前に見えましたし，大きな内的資質があるように私たちは感じています。授乳について特別に報告することはありません。容易に自然に行われましたし，離乳についても同様です。**9カ月まで母乳でした**[▷脚注1]。平衡感覚に優れており，歩けるようになるとほとんど転びませんでしたし，転んだとしてもほとんど泣きませんでした。非常

[▷脚注1] ゴシックにしたのはD.W.W.である。

に早い時期から，父親のことは大好きだという気持ちを示しましたが，母親に対してはやや横柄でした」

「娘には妹がいます（今7カ月になりました）。妹が生まれたとき彼女は1歳9カ月で，私は彼女には早すぎたのではないかと考えていました。そして私が思うに，妹の出生と妹の出生に対する私たちの不安[▷脚注2]の両方が彼女に大きな変化をもたらしたようです」

臨床的な病の記述

「以前ははっきりしなかったことですが，娘はすぐに退屈したり，ふさぎこんだりするようになりました。そして突然，自分の人間関係，特に自分のアイデンティティについて強く意識するようになりました。この急に生じた悩み，そして妹に対するあからさまな嫉妬は，それらが大変急に生じたにもかかわらず長くは続きませんでした。今では二人はとても仲良くしています。これまでガブリエルは母親の存在をほとんど無視しているようでしたが，今は，よりあたたかみを示す一方で時折より強い怒りも示します。父親に対しては，あからさまによそよそしくなりました」

「このことについての詳細は控えますが，娘の空想についてお話しします。この空想のために彼女は夜遅くまで私たちを呼び続けるのです」

[▷脚注2] 私は母親自身が，ごく早期に兄妹の出生を体験していたことを，もっと後になるまで知らなかった。D.W.W.

「娘には黒ママと黒パパがいます。黒ママは夜に彼女の後について入ってきて言います。「私のおっぱいyamsはどこだい？」(おっぱいすること＝食べること。彼女は自分の乳房を指差しておっぱいと呼び，引っ張って大きくします)。時々，彼女は黒ママに便器に入れられます。黒ママは彼女のおなかに住んでいて，ピグルは電話を使って，おなかの中の黒ママに話しかけることができます。そして黒ママはよく病気になり，なかなかよくならないのです」

「もっと早くからある2番目の空想は，「ババカーbabacar」[▶訳注1]についてです。毎晩娘は「babacarのことお話して。babacarのこと，**ぜーんぶ**」と何度も何度も私たちを呼びます。黒ママと黒パパはしばしばbabacarに一緒に乗っています。誰かが一人で乗っていることもあります。非常に稀に見られるのは黒ピグルです。(私たちはガブリエルを「ピグル」と呼んでいます)」

「今はありませんが，彼女は一時毎晩自分の顔をひどくひっかいていました」

「大抵，娘は明るくて，自発的でとても生き生きとして見えます。しかし，私たちが今回先生に助けを求めるのは，彼女が自分の悩みごとに対処するたったひとつのやり方に腰を落ち着けてしまって，そこから動かなくなってしまわないように，

[▶訳注1] 乳母車baby carを意味する言葉だが，人の姿をとったり，多様な意味に使われるキーワードなので，以後そのままで表記する。

患者，ピグルについて

と考えたからなのです」

母親からの手紙の抜粋

悪化する臨床的な状態

「前回お手紙を書いてから，事態は一向に良くなっていません。ピグルは今や，ほとんど遊びに集中しませんし，自分自身であることを認めません。彼女は赤ちゃん(baba)になっているか，しょっちゅうママになっています。「ピガは行っちゃった。babacarに行っちゃった。ピガは黒いんだよ。どっちのピガも悪いの。ママ，babacarのこと，大きな声で言って！」」

「私は彼女に，ウィニコット先生に手紙を書いたと話しました。先生については，babacarや黒ママについてよくわかっている人，と説明しました。それから彼女は夜な夜な「barbacarのことお話して！」と訴えなくなりました。そして突然,「ママ，ウィニコット先生のところに連れて行って」と私に二度頼んできました。

1回目のコンサルテーション
―― 1964年2月3日

　両親が「ピグル」を連れてきて，最初私たち4人は一緒に面接室にいた。ガブリエルは神妙な様子だった。彼女が作業のためにやってきたことは，彼女を見るとすぐわかった。

　私は3人を待合室に戻して，ピグルだけを私の診察室に連れて行こうとした。彼女はここに来るのにそれほど気が進まなかったようだった。診察室に行く途中，母親に

「とっても恥ずかしい！」

と言った。

　そこで，母親にピグルと一緒に部屋に入ってもらい，一切手助けはしないようにと母親に伝えた。そして母親はピグルと並んでカウチに座った。すでに，私は机の脇の床に座っていたテディ・ベアと仲良くなっていた。私は部屋の後方にいって，床に座っておもちゃで遊び始めた。私は，ピグル（実際に彼女のことは見えていないのだが）に話しかけた。「くまさんをこっちに持ってきてくれないか

最初のコミュニケーション

な。おもちゃを見せてあげたいんだ」彼女はすぐにそこに行き，テディ・ベアを持ってきて，おもちゃを見せるのを手伝った。そして彼女はおもちゃで遊び始め，ごちゃごちゃした中から主に列車のパーツを取り出した。彼女は，「あった」と［それが何であれ］言い続けた。5分ほどたって，母親がそっと待合室へ抜け出していった。私たちはドアを開けっぱなしにしておいた。このことは設定arrangementをあれこれ試しているピグルにとって重要なことだった。そして同じことが何度も何度も繰り返され始めた。「**こっちのも……。Here's another one. こっちのも……**」。ほとんどが，貨物車と機関車に関係したものだったが，実際，彼女が話しているものが何であるかはさほど重要ではないように見えた。そこで私は，このことをコミュニケーションとして受け取り，「もう一人の赤ちゃんAnother baby,. Sush Baby」と言った。これは明らかに適切な言葉だった。なぜなら彼女はSush Baby [▷脚注1]がやってきたときのことを，思い出すままに私に話しはじめたからだ。「私は赤ちゃんでね，赤ちゃんベッドにいたの。眠ってた。瓶を持ってた」私は，授乳について何か言っているようだと思い，「おっぱいを飲んでたって言ったんだよね？」と言った。すると彼女は「ううん，飲ん

コミュニケーションが確立すること

[▷脚注1] ガブリエルのスーザンの呼び方。当時スーザンは8カ月だった。

でない」と答えた。(実際, 後に知ったことだが, 彼女は哺乳瓶を使っていない。しかし彼女は妹が哺乳瓶で飲んでいるのを見た)。そこで私は,「じゃあもう**一人赤ちゃん Another Baby** がいたんだね」と繰り返し, 彼女が誕生の話を続けることを手伝った。

そして彼女は, 以前車両の車軸の真ん中についていた丸いものを取って訊ねた。「これはどこから来たの？」私は現実的に答えてから,「赤ちゃんはどこから来たの？」と訊ねた。彼女は「赤ちゃんベッドから」と答えた。このとき, 彼女は小さな男の人形を手にとって, おもちゃの車の運転席に押し込もうとしていた。しかし人形が大きすぎてうまくいかなかった。彼女は人形を窓から押し込もうとしてあらゆるやり方を試していた。

「入らないなぁ。詰まっちゃう」。そして彼女は小さな棒を持ち, それを窓に押し込みながら言った。「棒は入る」。私は, 赤ちゃんをつくるために男の人が女の人に何かをいれるというような話をした。彼女は「うちに猫がいる。次はその子 pussy cat を連れてくるね。今度ね」と言った。

このとき, 彼女は母親に会いたがり, ドアを開けた。私はテディ・ベアに話しかけることについて何か言った。取り扱われなければいけない不安があったので, 私はそれを言語化しようとした。「怖いんだね。怖い夢を見るの？」彼女は言った。「babacar の夢」。babacar という名前は, 彼女の妹,

不安－主題の変化

母親との接触－安堵

1回目のコンサルテーション 13

Sush babyと関連していると私は母親から聞いていた。その赤ちゃん，Sush babyという名前は彼女の妹と関連していると私は母親から聞いていた。

このときまでに，ガブリエルはおもちゃの子羊からリボンを外して自分の首に巻いていた。私は，「babacarは何を食べるの？」と言ったようだ。彼女は答えた。「知らない。青いblueの持ってた……ううん違う，風船balloonだった」(彼女はしぼんだ風船を持ってきていた。そして実際，プレイは彼女が今話したこの風船を意味なくいじることから始まったのだ)。

次に彼女は，小さな電球を取り上げた。それはすりガラスで出来ており，表面に男の顔が描いてあった。彼女は「小さな男のひとを描いて」と言った。私はさらに電球に男の顔を描いた。彼女は小さなプラスティックの苺の籠を取り上げて言った。「これ入れていい？」そしてとても慎重に，箱にすべてのものを詰め始めた。あたりにはたくさんのこまごましたものがあって，いろいろな種類の箱が八つばかりあった。私は彼女にこのことについて「全部集めて料理するみたいに赤ちゃんを作っているんだね」と言った。彼女は「片づけなくちゃ。散らかったままにしちゃ駄目なんだ」というようなことを言った。

結局，一番小さなものまで全部が六つの箱にしまわれた。私は，しなければいけないことをいか

にするかと考えあぐねていた。そして、黒ママについてかなりはっきりと持ち込んだ。「ママのこと怒っているんじゃないかな？」私は、黒ママについての考えを彼女の母親に対する競争心と結びつけた。なぜなら二人とも同じ男、パパを愛しているからだ。彼女が自分の父親に深い愛着をもっていることは明らかであり、私はこの解釈をしてもまったく安全であると感じていた。ある水準では、このことは正しいに違いない。

すべて片づけたあとに彼女は言った。「パパとママを連れてきたい」そして彼女は待合室に行って言った。「お片づけしたよ」

ごちゃごちゃしたものの否認

この間ずっと、ガブリエルは私と協力して彼女のテディ・ベアも含めてすべてのおもちゃを棚の下にしまった。そして子羊の首にもう一度リボンを結んだ。

私は母親と会っている間、父親がピグルの面倒を待合室でみていた。

母親との面接

母親は、最近のピグルはますます具合が悪くなってしまった、と言った。彼女はやんちゃnaughtyでないし、赤ん坊にも良くしている。何が問題なのか、言葉にすることは難しい。しかし、**彼女は彼女自身ではないのだった**。実際、彼女は自分自身

でいることを拒み,「私はママ。私は赤ちゃん」と言うのだった。彼女は彼女の名前で呼べるような状態にはなかった。彼女は彼女らしくない高い声でおしゃべりするようになった。真面目に話すときの声はもっと低かった。赤ん坊のとき,ピグルは人一倍落ち着いており,確実に触れ合えていた。スーザンが生まれると,ピグルにはより多くの注意が向けられる必要があると母親はすぐに気づいた。ピグルの赤ん坊時代を思い出させる歌がある。しかし,最近は両親がこの歌をうたうと,彼女はひどく泣いて,「やめて！　その歌をうたわないで！」というのだった。（私といるとき,彼女はメロディを口ずさんだ。そして私が「お船がくるね」と言うととても喜んだ。私はこの歌は彼女が父親に教わったものだと知った）[▷脚注2]。

　この歌はドイツの歌に英語の歌詞をつけたものだった。この歌は明らかに彼女の母親と赤ん坊との親密な関係に関わっていた。母親の母国語はドイツ語であり,父親は英語だった。

病気についての更なる描写

　黒ママとbabacarに関して,私がはっきりとは理解していなかった詳細がここにある。ピグルの悪夢はbabacarについてかもしれないし,電車につい

[▷脚注2] 両親の覚書「私たちは古い旋律を繰り返し歌って子守唄にしました。「ママとパパはここにいるよ……（赤ちゃんが眠っているあいだ）」長いこと,彼女は誰かがそのメロディを口ずさむと涙ぐみました。私たちは,新しい歌詞をつけました。（もとの歌は別れの歌でした）彼女はその歌を好むときもありますが,誰かが歌っていると,ときどき「やめて！」と言います」

てかもしれない。

　ピグルはトイレットトレーニングが済んでいなかったが，妹が生まれると，1週間のうちに自分でできるようになった。彼女はちっとも喋らず，突然自由に話すようになる類の子どもだった。彼女はいつでも遊んでいたが，そうした変化が起こってからは遊ばずにベッドに横になり，親指をしゃぶることが多くなった。彼女の平衡感覚はいつも優れていたが，変化の後には彼女は転んで泣いて痛がった。彼女は横柄で，母親はいつもこき使われてばかりいた。6カ月頃，彼女は父親のことが大好きで，そのときに「パパ！」と言った。しかし彼女はほどなくして，その言葉を忘れたか，使うことをやめた。変化が起きてから，彼女は母親を分離した人 separate person として見ているようであり，母親に優しくするようになった。そして同時に父親に対してはいっそうよそよそしくなった。

　数日後，母親との電話で，私とのコンサルテーションの後，ピグルは妹が生まれて以来初めて，抵抗なく赤ん坊になれたことを私は知った。実際，彼女は赤ちゃん用移動ベッドでたくさんの哺乳瓶を持っていた。しかし誰にも自分のことをピグルとは呼ばせなかった。彼女は赤ちゃんかママなのだった。そのピグルたちは悪くて黒かった。「私は赤ちゃん」と彼女は言った。母親にはガブリエルはそう悩んでいないように感じられた。母親が

1回目のコンサルテーション

言っていたように，彼女は自分の体験を象徴化する術をもっていた。両親は二人とも無力感を覚えていた。彼らは，子どもがものごとを内的過程によって解決できるという肯定的な側面をみることができなかったようだ。一方で，彼らが現在の状況に満足しないのも当然だった。

ピグルはベッドに横たわって，訳もわからず泣いていた。私のところから帰ったあと，彼女は何かを忘れたかのように「babacar」と言った。そして，「ウィニコット先生はbabacarsのことを知らない。babacarsのことを。」とも言った。彼女はまた，テディ・ベアはロンドンに戻ってウィニコット先生と遊びたがっているけれど，自分はそうしたくないとも言った。偶然，彼女はテディ・ベアをあやうくおもちゃの中に忘れるところだった。しかし終る間際に思い出し，家に連れて帰ったのだった。それはあたかも，彼女がウィニコット先生にbabacarのことを話せなかったことをずっと悔やんでいるかのようだった。両親は，彼女が黒ママとbabacarについて，以前ずっと緊張した苦しみを抱いていたのがあるとき，言わば「何かがぷつんと切れて」しまったことを思い出した。母親は，babacarの正確な起源については知らなかったが，黒や黒ママ，黒い自分，そして黒い人々とつながっていた。良い出来事の最中にも，ガブリエルは突然心配そうな顔をして「babacar」と言い，すべて

分析家への信頼

を台無しにしてしまうのだった。ここでの黒は憎しみが現れたこと（あるいは脱錯覚）を意味するという考えと一致している。 　　　　　　脱錯覚

　ここにもう一つの事柄がある。時には母親は転んでけがをする必要があった。そんなとき，ピグルは母親の世話をする。ここでまた示されていることは，必要ならば同時に母親に対する愛と憎しみを示すことができるということだし，ピグルが　　アンビバレンス
母親を攻撃的に使うことができるという証拠でもある。これに次のような疑問が生じるはずである。すなわち，転ぶことは，妊娠することである。このようにして，父親の攻撃性は含まれる。

コメント

　面接と，母親の報告から，私が「恥ずかしい」という言葉をキーワードとして受け取ったことは正しいと感じられた。患者は父親への愛ゆえの母親への憎しみという母親との新しい関係をつくりだす途中だった。生後6カ月までの父親への愛情は彼女の全人格に吸収されず，その愛情はまだそのときには主観的対象だった母親との関係の脇に置かれていた[▷脚注3]。

　新しい赤ん坊の誕生と関連した変化は，不安と，

[▷脚注3] 主観的対象という用語についての議論は，『遊ぶことと現実』（Winnicott, 1971）と『情緒発達の精神分析理論』を参照のこと。

1回目のコンサルテーション

遊びにおける自由の欠如と悪夢をもたらした。それにもかかわらず、このことと並行して、母親を分離した人として受け容れるようになり、それゆえ彼女自身のアイデンティティと父親への強い結びつきが確立された。おそらく、「黒ママ」は、彼女の母親についての主観的な先入観の名残なのだ。

　コンサルテーションの詳細に戻ると、私はもっとも重要な部分は最初の方に起きたと考える。それは、「他の赤ちゃん」についての解釈に対して、ピグルがベッドの中の赤ちゃんとしての自分の位置を主張したときのことだ。そしてそれに続けて、赤ちゃんはどこから来たかという問題について適切な質問をしたのだった。2歳5カ月では、ここで見られるような成熟が、必ずしもこのようにはっきりとは現れない。

　以下に、このコンサルテーションの記録上、重要な点をいくつかあげる。

1. 「私恥ずかしい」は自我の強さと、自我の組織化、そして分析家が「パパのような人」であるとみなされたことの証拠でもある。
2. 困難は、新しい赤ん坊の到来とともに始まっており、ピグルは早すぎる自我の発達を強いられることとなった。
   彼女は単純なアンビバレンスに対する準備がまだできていなかった。

3. 狂気の要素の徴候：babacar，黒などにまつわるシステム，悪夢。
4. コミュニケーションが促されること。
5. 赤ちゃんベッドの中の赤ん坊へと退行することによる一時的な解決。

父親によって書かれた両親からの手紙

「お会いいただき，本当にありがとうございました。どうやって先生に連絡をとろうか考えているときに，お電話をいただけてとても助かりました」

「ご存じの通り，先生にお会いした翌日から，ピグルは哺乳瓶を吸いながら移動用赤ちゃんベッドで過ごしています。私は，そのときに娘がそれで完全に満足しているようには感じませんでした。ほどなくして彼女はそういったことをやめました。今や彼女はかわるがわる赤ちゃんと大きなママ（とても甘い母親）になっており，決して自分自身にはなりません。私たちに，名前で呼ぶことさえ許してはくれないのです。「ピガ」（娘は自分をそう呼びます）「行っちゃった。ピガは黒いの。どっちのピガも黒いの」と言っています。

「寝るときは相変わらずとても大変です。いつも9時や10時になっても起きています。「babacarのせい」です。日中，楽しく過ごした後に「ママ，大きな声で言って」と2回言いました。「どうし

て？」「babacarのせい」。babacarは大抵は黒ママと関係しているように見えるのですが，この数日，初めて良いママが登場しました。彼女のものではないような，より不安げで，澄ました小さな声は目立たなくなりました。彼女はその声を，主に自分のbaba（彼女の人形のことで，妹のことではありません）について話すのに使っていました。妹のスーザン（'the sush baba'）とは，仲良くしています。時折ひどいことをしますが，本心からやさしくしているように見えます。彼らは一緒に乱暴な騒がしい音を立ててはお互いにとても楽しんでいます。彼女は何回か，いかにも悔しそうに，ウィニコット先生はbabacarについて知らない，と言いました。そして「ロンドンに連れていかないでね」と言いました。車で来た，とあなたに間違って伝えたことについてもまた何かあったようです。［彼女は電車で来た。私は思い違いをしていたのかもしれないが，彼女には訊ねてはいない］そして，彼女がある歌を思い出せなくなり，ウィニコット先生のところに連れていってと私に頼むまでの何日かの間，このことは口にされませんでした。その翌日，彼女は私に連れていかないでと言いました。そしてピグルは，おもちゃの貨物列車を「遊んだり，話したり」するためにロンドンへ連れていくという遊びをしました。この数日，私はピガに，彼女はママにならなければなりませんでした。「W先生

陰性転移──抵抗

のところに連れていくわよ。イヤって言いなさい」——「どうして？」——「イヤって言って欲しいから」

　この二三日，彼女はとても熱心にW先生のところに連れていって，と私にせがんでいます。最初に頼んできたのは，私が彼女に悲しそうだね，と言ったときでした。彼女は，午前中ずっと悲しかったのだと言いました。「W先生のところに連れていって」。私は，先生に手紙を書いて，ピグルは悲しんでいると伝えておくと言いました。昨晩，悪夢（babacar，ピグルのおっぱいを欲しがり，ピグルを黒くしたり，ピグルの首を絞める黒ママについての夢）の後に，ピグルは「babacarはiteだよ」と言いました。Iteの意味を尋ねると，W先生に話すのだと答えました。みんなが水をばしゃばしゃしたり，泥を跳ね散らかしたり，あるいは「モーモーのブルルルルbrrrrr」について，ピグルが工夫を凝らして繰り返している新しい空想があります。

　「彼女はまだときどき元気なく悲しんでいますが，よく遊ぶようになりましたし，再び物事に興味を持ち始めたように見えます。このことに私たちは元気づけられています」

　「娘はスーザンが生まれる前に比べて，まだ父親に対してはとてもよそよそしくしています。彼女が赤ちゃんになっているときだけはやさしくすることだけできるようです。興奮するようなことや

転移におけるアンビバレンス

ごちゃごちゃしたおもちゃについての反映

1回目のコンサルテーション

> アンビバレンスを体験する前の母親の記憶と,現在の現実の母親への非難

新しいことが彼女に起こったり,初対面の人に会うときはいつでも,それは以前,つまり「私がちっちゃな赤ちゃんで赤ちゃん用移動ベッドにいたとき」に起こったのだと彼女は言います。夜,彼女が自分の赤ちゃんを呼んだり,その子にとてもやさしく話しかけているのを私たちは耳にすることがあります」

「彼女の悩みを理解するにあたって,私たちが「賢すぎた」という先生の指摘は正しかったと思います。私たちはとても混乱しており,こんなに早く次の子どもが出来ないように計画しなかったことについて,強い罪悪感を感じていました。そしてどういうわけか,彼女の夜ごとの「babacarのことお話して!」という必死の訴えに対して,私たちは何か意味あることを言わなければという圧力にさらされているように感じていました」

「赤ん坊のときの彼女について話していませんでした。彼女は人一倍落ち着いており,確実に触れ合えているように見えました。そして,彼女は自分の世界ではしっかりしている,という印象を人に与えました。私たちは,彼女の世界を複雑すぎるものにするような侵襲から彼女を守るよう懸命に努力し,成功したと思っています。スーザンが生まれたとき,どういうわけかガブリエルは彼女らしい姿から放り出されたように見え,また彼女の栄養源から切り離されたようでもありました。

私たちは彼女がしょんぼりと元気がないのを見て心を痛めており, 彼女はこのことを感じていたかもしれません。私たち二人［両親］の間に緊張感があった時期もありました」

「あなたが言ったように, 彼女はそこそこやってはいるようですが, 自分自身に戻る術を見出したとは言い難いように思います。私たちは, 典型的な写真を先生がご覧になりたいのではないかと思いました。そうすれば, 彼女が私たちにどう見えるかを手紙に書くよりも, 先生のお役に立つのではないでしょうか」

母親からの手紙

「ピグルにお会いいただく前にいくつか報告しておきたいと思います」

「娘は, 今はとてもうまくやっているように見えます。物事をとても適切に認識するようになりましたが, むしろ悲しげです。ベッドで,「ちっちゃな赤ちゃん, 泣かないでね。Sush babaはここよ。Sush Babaは**ここ**」と言っているのを聞いたことがあります。彼女は妹がいることなどがどんなに素敵かを話しますが, 私には, 彼女が大きな犠牲を払いながらやっているようにどこか感じられます」

「彼女は多くの時間を整理整頓したり, 掃除したり, 洗ったりすることに費やします。とりわけ洗

1回目のコンサルテーション

うときには太陽の下ですべてのものを洗っています。そうでなければほとんど遊ばず，しばしば手持無沙汰で少し悲しそうです。非常に多くの時間を自分のbaba［とても理想化された人形です］を快適にすることに費やしています」

やんちゃに振舞えるキャパシティへの自我発達

「最近彼女は以前にも増してより「やんちゃnaughty」にしています。たとえば，寝る前に蹴ったり叫んだりするなどです。彼女は怒るとしばしば動かなくなり，切迫した様子で「私は赤ちゃん，私は赤ちゃん」と言います。そんなときは夜とても寝つきが悪くなって，「babacarのせい」と言います」

「babacarは黒いものを私から取ってママに持っていくの。それでママが怖い」「黒ピガが怖い」そして，「私は悪い子」と最近とても頻繁に言うようになりました。（私たちは，彼女が悪い子だとか，それに類することを彼女に言う習慣はありません）。彼女は黒ママと黒ピガのことを怖がっています。「だって私を黒くするから」と彼女は言います」

アンビバレンツを体験する前の主観的母親への言及

「昨日，彼女は私に黒ママが私の［母親の］顔をひっかいて，おっぱいを引きちぎり，私をすっかり汚くして「ブルルルルbrrrrr」で殺したのだと言いました。私は彼女はきっときれいなお母さんがもう一度欲しくて仕方がないのだねと言いました。彼女は自分が小さな赤ちゃんのときにはいた，と話しました」

「彼女はあなたに会えることをとても喜んでいるようです。時々，困ると，彼女はウィニコット先生に訊いてみると言います。遊んでいるときにも「あなたはピグル，私はママ。ウィニコット先生のところに連れていってあげる。イヤって言いなさい」「どうして？」「彼にbabacandleのことを話すためよ」(babacarのかわりに，こそっと笑って，babacarをごまかすように)」

「(ところで，彼女はRを発音できないので，わかりづらい場合があります。Romanと言うつもりがYomanになるのです)」

「先生がピグルにお会いくださることで，私たちはとても安心しています。言うなれば，先生が何を大事にされているか知ったことで，私たちはより自然に彼女に接することができるようになり不自然な寛容さは減りつつあると思います。これは良いことのように思えます」

両親の不安の軽減

「彼女はあなたに会うと言ったり，babacarについて話すと言ったりしています。今やbabacarは人から人へと黒いものを運んでいるようです」

父親からの手紙の抜粋

私の友人で非常に父性的な牧師が，数週間前にお茶を飲みに来ました。ピグルはとても恥ずかしがっていました。昨日，彼のことを話したとき，

彼女は「とっても恥ずかしかった」と言いました。私が，彼はとっても「パパのような人」(この言葉は彼女がこの友人を描写するのに以前使ったものです。)だったね，そういうときはみんな恥ずかしくなるんだよと言いました。彼女は黙りこんで，しばらくして「ウィニコット先生」と言って，また黙りました。以上です[▷脚注4]。

[▷脚注4] セッション1の鍵が「私恥ずかしい」であることの更なる確認。

2回目のコンサルテーション
――1964年3月11日

　ピグル（2歳5カ月）は父親と一緒に玄関に着くと（母親はスーザンと家にいた），すぐに面接室に行こうとした。彼女は面接室に入りたがったが，まだ入れなかったので父親と待合室に行った。そこで彼女と父親はお喋りに夢中になっていた。父親は彼女に本を読み聞かせているようだった。私の準備が出来ると，彼女はすんなりやってきて，まっすぐ部屋の奥のドアの後ろにあるおもちゃへと向かった。彼女は小さな列車を手に取り，それに名前をつけた。そして，新しいものを取り出した。それはオプトレックス[▶訳注1]社の青い洗眼瓶だった。

　「これなあに？」そして列車に興味を持ち「私電車で来たの。これなあに？」そしてもう一度「私電車で来たの」と言った。彼女の話し方は彼女の言葉を理解する両親には非常に明瞭だったが，私にはどこか奇妙に聞こえた。次に彼女は小さな黄

［▶訳注1］Optrex社は会社名。主に目薬などを販売している。

> セッションの
> 糸口

色の電球を手に取った。それは前回私たちが遊んだもので，表面に顔が描かれていた。彼女は「これオエっとさせて」と言い，私は電球のてっぺんに口を描かなければならなかった。そして彼女はおもちゃのバケツを手にとり，中身を出して空にした。彼女はどこからやってきたのかわからない真ん中に穴があいた丸いおもちゃを手にとった。

「これなあに？　私，今までこんなの一つも持ってなかった」次に彼女は小さな貨車を手にとり，「これなあに？　先生はbabacarのこと知ってる？」と訊いた。私は2回，babacarってなあにと訊いたが，彼女は答えられなかった。「それはピグルの車だったの？　赤ちゃんの車なの？」そして，私は解釈をした。私は危険を冒した。「赤ちゃんが生まれてくるのは，ママの内側からなんだね」彼女は安心したように言った。「そう，内側の黒いもの」

> 口をいっぱいに
> すること
> (oral
> impregnation
> [▶訳注2])

そう言ってしまったがためか，彼女はバケツを持ち，わざとおもちゃでいっぱいにした。私はこれがどういうことなのか，いろいろと解釈することで見つけようとした。（良かれ悪しかれ私が何か言ったと思うと彼女はいつも反応を示した）もっとも一般的な解釈は，これはウィニコットのおなかで，内側の黒いものではないということのようだった。私は，その中に入っているものを見ることができ

[▶訳注2] impregnationは受胎を意味する。

るというようなことについて話した。貪欲に食べることでバケツをいっぱいにして，赤ちゃんをつくるという話を前回にしたことを思い出した。バケツはあまりにもいっぱいになっていたので，いつも何かが落ちていた。これは狙い通りの効果だった。私はこれは吐き気なのだと解釈した。私に電球のてっぺんに大きな口を描かせることで彼女はこのことを示していた。今や私は，何が起こっているのか理解し始めた。

 私——ウィニコットはピグルの赤ちゃんなんだ。お母さんのピグルのことが大好きだからとっても欲張りなんだよ。それで食べ過ぎて気持悪くなったんだ。
 ピグル——ピグルの赤ちゃん食べすぎちゃった。［そして彼女はロンドン行きの新しい列車に乗ってきたことについて何か話した］
 私——あなたが欲しい新しいものは，ウィニコット赤ちゃんとピグルお母さんについてのこと，ウィニコットがピグル［母親］を大好きで，ピグルを食べて，気持ち悪くなったということについてなんだね。
 ピグル——うん。

このセッションでの作業はもうなされたと言えるだろう。
それからたくさん顔をつかって遊んだ。彼女は舌をぐるりと動かし，私は真似をした。私たちは，

非言語的交流と解釈

空腹や味わうこと，口で音をたてること，そして一般の口唇の感受性についてもやりとりをした。これは満足のいくものだった。

私は，内側は暗いのかもしれないと言った。ピグルのおなかの中は暗かったのかな？

　　私——暗いところは怖いの？
　　ピグル——うん。
　　私——内側が真っ黒な夢をみる？
　　ピグル——ピグル，怖かった。

転移の収束　そして，ピグルは床に座ってとても神妙な顔をしていた。ついに私が「ウィニコットに会いたいんだね」と言うと，彼女は「うん」と答えた。

私たちは長いことお互いに見つめあっていた。そして彼女は戻って小さなバケツにもっとたくさんのおもちゃをバケツに入れたので，吐き気が再演された。彼女は私に電球を渡した。

　　ピグル——目と眉毛をもっと描いて。

これらは既にとてもはっきりと描かれていたが，私はそれをさらにはっきりとさせた。そして彼女はほかの箱をとって開けた。中には動物たちが入っていた。彼女はすぐに向こうに行って，2頭の大きな柔らかい動物，毛に覆われた子羊とフォーン［▶訳注3］を手に取った。彼女は2頭の動物たちを

［▶訳注3］faun は半獣の怪物。

置き，箱から餌を与え，箱の中の小さな動物たちにほかのおもちゃを補充した。「餌を食べているの」彼女は箱の蓋で餌箱を半分覆った。これはある種の移行現象だった。そこでは私とピグルの間で大きな毛に覆われた動物が餌を食べていて，その餌は主に動物だった。それで，私はあたかも彼女がこのことを夢として話しているように解釈した。「ここに私がいるね。ピグルのおなかの中からやってきてピグルから生まれたウィニコット赤ちゃんなんだね。とっても欲張りで，とってもおなかがすいていて，ピグルのことが大好きで，ピグルの手足を食べているんだね」

転移において，ウィニコットは貪欲でカニバリスティックな赤ん坊になっている

私は，すべての他の部分対象の中から「乳房 breast」という単語も使ってみた。(「おっぱい yams」と言うべきだったかもしれない)。ピグルは片手をポケットに入れて，神妙な顔で立っていた。そしてぶらぶらと部屋の右端，彼女が大人を連想する場所に行った。そしてプランターの花，クロッカスを長い間見ていた。そして彼女は母親を連想する椅子に行きかけたが，父親を連想する青い椅子へとやってきた。そして彼女は椅子に座り，パパみたいになった，と言った。私はピグル赤ちゃんとしてのウィニコットについてもう一度話した。

　　私——あなたはママなの？　パパなの？
　　ピグル——私はパパだしママなの。

2回目のコンサルテーション

私たちは，動物たちが餌を食べるのを見ていた。そして彼女はドアで遊び始めた。彼女はドアを閉めようとしたが，簡単には閉まらなかった。（そのとき，ドアの留め金は修理の必要があった）そして彼女はドアを開けて待合室の父親のもとへ行った。私は彼女が「私はママなの」と言っているのを聞いたと思う。彼女と父親はたくさん話しており，私は長い間何もせずに待っていた。父親と戻ってきたとき，彼女はニットの帽子を持っており，もう帰る時間かなと思っているような様子を示した。不安が生じているのは明らかだった。そして彼女は父親と待合室に戻って行った。そしてコートを取って戻ってきて，「すぐに帰らなくちゃ」と言った。

彼女は待合室に戻り，私は記録を読み返していた。5分後，ピグルは意を決して部屋に入ってきた。あふれたバケツの傍でたくさんのおもちゃの中に座っており，「ずっと床の上でオエっとしている」私を見つけた。彼女はとても真剣な様子で，「おもちゃを一つ持ってもいってもいい？」と言った。私は，十分に明確な線引きをするときだと感じた。

> 私——ウィニコットはとっても欲張りな赤ちゃんだから，全部のおもちゃが欲しいんだ。

彼女はおもちゃが一つでいいから欲しいと言い

欄外注:
- 私と交流するために父親を必要とした
- 彼女の考えを容認する父親のキャパシティに対する疑い
- ピグルが貪欲なのではない——ウィニコットが底なしに貪欲なのだ

続けたが，私はこのゲームで要求されていることを繰り返した。ついに，彼女はおもちゃを一つ待合室の父親のところへ持ち出した。「赤ちゃんは，おもちゃが全部欲しいんだよ」と彼女が言っているのを聞いたように思う。しばらくして，彼女はこのおもちゃを持って戻ってきた。彼女は私が欲張りなのをとても喜んでいるようだった。

> ピグル——もうウィニコット赤ちゃんは全部のおもちゃを持ってるでしょ。私はパパのところに行くね。
> 私——欲張りなウィニコット赤ちゃんのことが怖いんだね。赤ちゃんはピグルから生まれてきて，ピグルのことが大好きで，ピグルのことを食べたいんだ。

母親の役割を演じるピグル

彼女は父親のところに行って，部屋を出るときにドアを閉めようとした。待合室から父親が彼女を喜ばせようと頑張っているのが聞こえてきた。なぜなら（もちろん）彼はこのゲームでの自分の位置を知らなかったからだ。

私は父親に，面接室に入るように言った。するとピグルも父親と一緒に入ってきた。彼は青い椅子に座った。彼女はしなければいけないことをわかっていた。彼女は父親の膝の上に乗って，「私，恥ずかしい」と言った。

しばらくして，彼女は父親に，彼女が生み出し

た怪物，ウィニコット赤ちゃんを見せた。そして，それこそが彼女が恥ずかしがっているものであった。そしてそれは，「動物たちが食べている餌」だった。父親の膝の上でアクロバットをしながら，彼女はすべてを詳しく父親に話した。そして，彼女はこのゲームにおいて新しくて非常に意味深いことを始めた。「私も赤ちゃんだよ！」と彼女は宣言して，父親の脚の間から頭を先にして床の上に出てきた。

> あたかも母親の身体からであるかのように，パパの身体から産まれる

　　私――たった一人の赤ちゃんでいたいよ。全部のおもちゃが欲しいよ。
　　ピグル――おもちゃ全部持ってるじゃない。
　　私――うん。でも私だけが赤ちゃんでいたいんだよ。他の赤ちゃんは欲しくないんだ。［彼女は父親の膝の上に戻り，再び生まれてきた］」
　　ピグル――私も赤ちゃんだよ。
　　私――赤ちゃんは私だけがいいのに。［声色を変えて］いらいらするなあ。
　　ピグル――うん。

　私は，大きな物音をたて，おもちゃをひっくり返し，膝を叩いて言った。「赤ちゃんは私だけでいいの‼」彼女は少し怖がっているように見えたが，とても喜んだ。そして彼女は父親に，餌箱からはみ出した餌を食べていたのは，お父さん子羊とお母さん子羊なのだと話した。そして彼女はゲーム

を続けた。「私も赤ちゃんになりたい」

この間ずっと彼女は親指しゃぶりをしていた。彼女が赤ん坊になるときはいつも父親の脚の間から床の上に生まれ出た。彼女はこのことを「生まれる」と呼んだ。ついに彼女は「赤ちゃんをゴミ箱に捨てちゃおう」と言った。私は「ゴミ箱の中は黒いんだね」と答えた。私は，誰が誰なのかを見きわめようとした。私がガブリエルで，彼女は次々生まれる新しい赤ん坊たち，あるいは繰り返し生まれる新しい赤ん坊なのだった。ある時彼女は「ガリ・ガリ・ガリ（ガブリエルと比較せよ）っていう赤ちゃんを持ってるよ」と言った（実際彼女の人形の一つはこの名前だった）。彼女は父親の膝から床へと生まれることを続けた。そして彼女は新しい赤ん坊であり，私は内側からやってきて，ピグルから生まれたウィニコット赤ちゃんなのでいらいらしなければならなかった。さらに，私は，たった一人の赤ん坊でいたいととてもいらいらしなければならなかったのだ。

赤ん坊とガブリエルの役割の交換

「あなただけが赤ちゃんってわけじゃないよ」とピグルは言った。そしてもう一人の赤ん坊が生まれた。そしてさらに次が。そして彼女は「ライオンだぞー」と言い，ライオンの鳴き声を出した。私は，ライオンに食べられちゃう，と言って怖がらなければならなかった。ライオンは，すべてを欲しがり，たった一人の赤ちゃんでいたがるウィ

2回目のコンサルテーション

ニコット赤ちゃんとしての私の貪欲さが戻ってきたことのようだった。

ガブリエルは私が正しいかそうでないかによって、肯定的に答えたり否定的に答えたりした。たとえば「そうだよ」と答えた。そしてライオンの赤ちゃんがいた。

  ピグル——そうだよ（大きなライオンの声で）

黒恐怖から初めて逃れる

「私は今生まれたの。内側は黒くなかったよ」。このとき，母親のおなかの中にいた新しい赤ちゃんへの憎しみと内側の黒いものは関係あるという前回の私の解釈が報われているということを私は感じた。私に彼女の代わりをさせている間に，彼女は赤ん坊になる技術を新しく発達させていた[▷脚注1]。

新しい展開が起こった。いまや彼女は，父親の頭のてっぺんから生まれる，という違うやりかたを始めた[▷脚注2]。この様子は面白かった。私は父親を気の毒に思い，大丈夫かと尋ねた。彼は「大丈夫ですよ。でもコートは脱ぎたいですね」と答えた。彼はとても暑がっていた。しかしピグルがこのとき目的を遂げられたので，終えることができた。

[▷脚注1] 母親は以下のようにコメントした。「参加することと解釈のきわどい間の転移の使用はなんと鮮やかに現れるのでしょう」

[▷脚注2] 思いつくこと。すなわち，心に考えが生まれる，といったこと。ここで求められていたのはD.W.Wであった。

「服はどこ？」と言って彼女は帽子とコートを身につけて，非常に満足した様子ですんなり帰っていった。

コメント

　以下のテーマがこのセッションでは現れている。

1. 気持ち悪くなることで赤ん坊をもつ。
2. 口唇的な貪欲さ，強迫的な摂食（分裂の機能）の結果としての妊娠。
3. 黒い内側，その内側と中身に対する憎しみ。
4. ウィニコットが失われたガブリエルになることによる転移における解決。そのため彼女は繰り返し生まれる新しい赤ん坊になることが出来るだろう。
   両方の親への一時的同一化。
5. ウィニコットを通してのガブリエル，貪欲，赤ん坊となることはそれぞれ正しい。
6. 内側は黒くなくなる。
7. 思いつくこと，すなわち心の中に生まれること［▶訳注4］。心が脳の中のように位置づけられるかのように頭の中に位置づけられる。

［▶訳注4］conceive は妊娠も意味する。

母親からの手紙

> 遊ぶことが戻って，自身のアイデンティティが再発見された

ピグルがロンドンから戻ってきたとき，この訪問のことは口にしませんでした。しかし，その日の残りの時間，とても熱心に遊んでいました。全体的にみて，今回の訪問以来，彼女はとても自由に遊ぶようになったと私たちは感じています。ときおり，ふたたび彼女自身として遊んだり，彼女自身の声と私にわかる声で話したりしています。

「先生を訪ねた日，夜寝るときに彼女は「赤ちゃん先生はとってもイライラしていたよ。赤ちゃん先生は蹴ったんだ。私は彼をSinniに……（自分で訂正して）雑巾duster（つまりゴミ箱dustbin）に捨てなかったし，蓋もしなかったの」と話しました」。

> エロティックな興奮と，根底のエディプス空想

深夜，彼女は「おしっこするとこwee」が痛いと泣き叫びました。彼女は，お医者さんに行かなくちゃと言いました。私は，ちょっと赤くなっていて，それはおむつのせいかもしれないし，こすれたせいかもしれないね，と答えました。彼女は自分でそこをこすったのだと言い，また，それは，列車のようにドッドッドッと行き，夜になると怖いのだと言いました。そのことが彼女を黒くするのです。そして，彼女は黒ママについて話しました。どのように始まったかは忘れてしまいましたが，続けて黒ママは次のように言いました。黒マ

マ「私のおっぱいはどこ？」——「おっぱいはトイレだよ。流しちゃった」——「黒ママはおもちゃで私を遊ばせて，私にレーズン入りカスタードを焼いてくれたの」（私は実際に焼いたカスタードにレーズンを入れたことがあり，彼女はそれがとても好きでした）。彼女はとても混乱したようで，「私は私のパパに怒ってるの」と言い，理由を問うと「だってパパのこと好きすぎるんだもの」と答えました。

［この，「黒ママ」の「いいところ」が繰り返されることに私は戸惑っている。良いママと悪いママを同一人物とみなすことに関連しているようには思えない。彼女自身の良い部分と悪い部分の混乱の一種だろうか。悪いママをなだめる主題が繰り返されている］

次の日の夕方，彼女はベッドで長いこと興奮して喋っていましたが，何と言っていたかは聞こえませんでした。

このことがあった翌朝彼女は言いました。「ウィニコット先生に会いにロンドンに行ったの。大きな音がしたよ。W先生，とっても忙しかった。先生は赤ちゃんでね，私も赤ちゃんだったの。黒ママのことは話さなかった。ウィニコット先生は赤ちゃんで，とってもイライラしてた。黒ママはウィニコット先生にはとっても大事なんだよ」。そして彼女は安全ピンを蛇口に差し込んで，「ピンで良くするんだ」と，水が再び蛇口から出るようになっ

陰核自慰との関連

2回目のコンサルテーション　　　41

たことについて何か言いました。そして，私に向かって「入ってきて，よくないって言った？」と訊き，私は「きっとそれは夢の中のことね」と答えました。すると彼女は「うん。ママが来て，それはよくないって言ったの。中は汚いんだって」と言いました。何か黒ママのことを話しましたがよく聞こえませんでした。

おそらく精神機能との関連

　最近，彼女はしょっちゅう黒ママがやってきて，私（母親）のことを黒くするのだと話しています。寝るときには，私は黒ママと黒 Sush baby に「電話」しなければなりません。そのときの会話は「もしもし Hullo」に限られています。

　このことで思い出すのですが，彼女はあなたにお会いする1〜2日前（彼女は黒ママにの悪夢を訴えていました）に，私が「よく眠れた？　黒ママ来た？」と訊くと，彼女は「黒ママは来るんじゃないよ。私の中にいるの」と答えていました。

母親からのもう一通の手紙

　4月中旬に私たちは3週間ほど出かける予定です。

　ピグルは「黒ママ」にとても苦しめられています。彼女はずっと悪夢をみていて，夜遅くまで眠ることができません。

　「ウィニコット先生はとても忙しくって，私黒ママのこと話さなかったんだ。ウィニコット先生は

とても忙しかったし，赤ちゃんだったの。黒ママのことW先生に話すのは怖かったのかも。とってもイライラしてたし，赤ちゃんだった。私も赤ちゃんだったんだよ。黒ママのことW先生に話すの，恥ずかしいのかな」

黒ママについての彼女の主な訴えは，黒ママはピグルを黒くし，そしてピグルはみんなを，パパさえも黒くしてしまう，というものです。

昨夜，彼女は「黒ママが怖くて」目を覚まし，父親に「黒ママにレーズンを上げて」と頼みました（ピグルは特にレーズンが好きです）。

彼女はまた，彼女のことを黒くする黒 Sush Baby が怖くて目を覚ましました（昨日ピグルはスーザンを突き飛ばしました。それは普通には考えられないことです）。黒 Sush Baba は寝る前に電話で呼ばれてはたびたびやってきます（Sush baba はスーザンのことをさしています）。

今，ピグルはママや赤ちゃんになることは少なくなりました。寝ることなどを嫌がる，という点などではいっそう聞き分けがありません。しかしそんなときは大抵はむしろ痛ましい様子でそうしているのです。もう一つ，「バブラン赤ちゃん Baby bablan」のことがあります。これは，彼女の書いた手紙や絵のすべてにサインされています。封筒にもなければなりません。これが何のことかはわかりません。お話ししたと思いますが，ピグルの

> 彼女自身であるという傾向が増す

2回目のコンサルテーション

赤ちゃんは「ガビィガビィ Gaby-Gaby」と呼ばれています。それは「ガブリエル」を彼女が発音できないためにそう聞こえるのではないかと私は思っています。［ゴブラ赤ちゃん baby Gobla（バブランではなく）もガリィガリィ Galy-Galy やガリガリ Galli-Galli のようにガブリエルの違った形なのだと思う。この二つの呼び方の使い分けはわからない］

さらにもう一通の母親からの手紙

　ピグルは，先生に会いたいとより切羽詰まった様子でせがんでいます。フランスに行く前には時間がないでしょ，と言うと，あるもん，と乱暴に言い返します。

　今朝，彼女はとても猛烈に怒りながら起きだしてきて，目につくものは何でも引き裂きました。そして，ウィニコット先生に会いたいと言いながら赤ちゃん用移動ベッドへともぐりこみました。そして彼女は（私が着ている）ガウンの中へ入ってきて，黒ママが彼女を食べてしまった夢について私に何か喋っていました。そして彼女はガウンから出ると，私に産まれることについて尋ねました。以前よく話したように，私はどのように彼女が生まれて，タオルにくるまれて私に手渡されたのかを話しました。「そして私を落っことしたんだよね」「落としてないわよ」「ううん，落としたで

しょ。タオルは汚れちゃったんだよ」

　彼女は最近少し辛そうにしています。私たちと長時間一緒にいることで彼女はとても緊張しているのかもしれないと思います。このあたりに子どもはほとんどいません。私は，週に1〜2日午前だけ預かってくれる保育園を探しています。多くの保育園はもっぱら毎日預かる場所なので，毎日は彼女には多すぎるのではないかと私は考えています。

父親からの手紙

　ピグルについていくつかお知らせします。この数日の間，とても興奮したり不安がったりすることが続いています。「とっても心配なの。ウィニコット先生に会いたいよ」などと言い続けています。どうしてと訊くと，「babacar」や「黒ママ」，それか「黒ママのおっぱい」のせいだと彼女はいつも答えます。彼女はまた黒Sush Baba（スーザン）のことも怖がっています。「私はあの子を黒くした」と言いますが，これは黒ママについても同じです。寝る前には，黒ママが「私のおっぱいはどこ？」と言うのだ，とまだしばしば話します。このことの翌朝，彼女は母親から授乳されることを求めました。

　ほとんど毎朝，彼女は母親のガウンの中に入りたがるか，絨毯に「渦巻きプディングroly-poly」

抑うつ不安	のように巻き込まれたがります。かつて「罪の意識」と呼ばれたものに彼女はとても悩まされているようです。時には，何かを壊したり汚したりすると，とても気に病んで「気にしない，気にしない」と小さなつくり声で独り言を言いながらうろうろしています。同様に，スーザンを蹴ってしまったとき，それがたまたまの過失であるにもかかわらず，彼女はスーザンに対してとても敏感になります。彼女は私たちが買ってやった洋服を着ることを拒み，「白すぎるよ，黒いジャージが欲しい」と言いました。自分は黒くて悪いから，黒い服が着れたらいいのにと彼女は言いました。
罪悪感と関連した黒	
	いつもとは違って，昨日私たちは彼女についてのメモをとりました。彼女はいつもより調子が悪く，一日中私たちと一緒でした。ピグルが「ワティ」と呼ぶ年配のお手伝いさんが，ほとんど毎日の午前中，私たちと過ごしています。ピグルは「ワティ」にとてもなついています。
この遊びは後のセッションであらわれる	午前中，ピグルは自分の可愛がっているテディベアを私たちに手渡しました。彼女は，くまの足に穴をあけて，中の詰め物を全部出してしまっていました。そしてこのことに落ち込んでぐったりしていました。一日中，彼女は私たちが普段駄目だと言ってはいないものを，まるでそれを私たちから得るための大きな戦いをしているかのように激しくねだり続けました。彼女は母親に，結婚し

たいと話しました。待った方がいいかもね，と母親が伝えると，ピグルは「いや！　いや！　私はもう大きい女の子なんだから！」と激しく言いました。そして，暗に自分はおもちゃで遊ぶほど小さくないのだ，と示しました。

未熟さから大人の観念への飛躍

このところはたびたびなのですが，寝るときがまた大変です。彼女は，黒ママが後ろからついてきて怖いと言います。午後10時になると，彼女は寝具をすべて床に落としてしまいます。そしてベッドから出て，隣の部屋の自分の椅子に座りたいと言い張ります。私が，それは彼女のものだけど，クッションが必要なだけだと言いました。「黒いクッション。その上なら座れるよ」「それは君が黒いから？」「そう。私が黒ママをばらばらにしちゃったから。私心配なの」「心配しないで」「心配したいの。お尻がひりひりするんだけど，白いクリームある？」そして，最近彼女が使い始めた，主に自分を守ってもらうための祈りの言葉を何度も何度も繰り返さなければなりません。

強迫的な破壊に関する罪

恐ろしい考えを振り払うために用いられた魔術

追伸

「ウィニコット先生のおもちゃを壊したら，きれいにお片づけするの」と前回ピグルは先生に会いに行くタクシーの中で言っていました。そのときにお話しするのを忘れていました。

3回目のコンサルテーション
—— 1964年4月10日

　ピグル（2歳6カ月）は以前より緊張を緩めているように見えた。そしてこの日の状態は続いた。彼女は，彼女が語っていた現実の不安から一段階離れたように見えた。実際，今私は，彼女が以前いかに精神病の子どものようにそうした現実の不安の中にいたかに気づいていた。私が待合室に行くと，彼女はおむつと安全ピンをつけた小さな人形の「赤ちゃん」を抱いていた。彼女が恥ずかしがって私についてこようとしないので，私は一人で面接室に入った。そして迎えに行くと，彼女は私に砂と一つの石ころの入ったバッグを見せた。これは彼女が道で拾ったものだった。面接室に入ろうとしないので，私は「パパもどうぞ」と言った（このことは彼女が望んでいたことだった）。彼女は面接室に砂と石の入ったバッグを持ち込み，人形は置き去りにした。父親は部屋を半分区切った大人のための場所にある彼の椅子に座った。そして，面接時間の半分，父親と私たち二人はカーテ

大人のように妊娠することについての絶望の象徴

ンで仕切られていた。彼女はまっすぐおもちゃの所にいき，前回とまったく同じことをした。

  ピグル——これは何に使うもの？
  私——この間も訊いたね。それで，私は「赤ちゃんはどこから来たの？」って言ったんだよね。

私は，石と砂について，「これはどこから来たの？」と訊ねた。

  ピグル——海から。

彼女は他のものやバケツを手にとり，明らかにすべてを覚えていた。そのすべてを細かいところまで繰り返した。

  ピグル——これなあに？　電車でしょ。機関車でしょ。客車でしょ。あと貨車。

彼女はあるものを「小さなライオン」と呼び，そして小さな男の子を手にとった。

  ピグル——小さな男の子もう一人いる？

彼女は小さな男性とその妻を見つけた。

  ピグル——私これ［その男の子］好き。

私は彼女がその小さな男の子をきちんと起こすのを手伝わなければならなかった。そして別の機関車。

ピグル——ロンドンまで電車に乗ってウィニコットに会いに来たの。どうして黒ママとbabacarなのか知りたい。

私——私たち見つけだしてみようね。

私はそのことはそのままにしておいた。彼女はおもちゃを選び続け，赤インディアン[▶訳注1]（青いプラスチックで出来ている）を手にとった。

ピグル——私，こういう車一個も持ってない。

彼女はおもちゃを全部取り出して，一列に並べていた。

ピグル——これ，何かなあ。お舟ある？ この子（プラスチックで出来た座っている形の人形）を座らせる場所が見つからない。ウィニコットは赤ちゃんにならないでね。ウィニコットでいて。そう，私あれ怖かった。もう赤ちゃんにならないで。

彼女は明らかに前回のゲームを繰り返すことを考えていた。

ピグル——バケツの中全部出してからっぽにしてもいい？
私——いいよ。それって，ウィニコットが赤ちゃんだったとき，赤ちゃんは吐き気がしていたってことだよね。

[▶訳注1] アメリカインディアンのこと。

3回目のコンサルテーション

それから，彼女はものを入れるための貨車について話した。そして他の電車についても。彼女は二つの車両をお互いまったく同じものとみなして手にとって，それらを比べてはくっつけた。

　　私——ピグルと赤ちゃんみたいじゃないね。だってピグルは赤ちゃんより大きいから。

　彼女はたくさんのおもちゃを並べた。そして次のように続けた。

　　ピグル——これなあに？　機関車。私タクシーで来たの。ウィニコットはタクシーで行った？　タクシー二つ。ウィニコットに会いに行くタクシー。ウィニコットとお仕事するタクシー。

そし彼女は私に風船を膨らまさせようとした。この風船は初回彼女が私のもとに置いていったもののようだった。私はあまり上手に膨らませることができなかった。彼女は両手で風船をこすり，自分のファスナーを私に見せて言った。「また上がったり下がったりするの」。そして，もう一度，風船を膨らませて，とせがんだ。彼女は，自分はペンを持っていると言い，おそらく，（これしか考えられないが）このことは私が鉛筆で記録をとっていることについて述べたものだった。ここで彼女は一つの箱の中に小さな動物がいくつか入ってい

私たちは作業しているという主張。この段階での遊びはコミュニケーションで快のためではない。

るのを見つけ，犬が欲しくなり，手を伸ばした。犬は見えるところにはなかったが，彼女は前回の二匹の大きくて柔らかい動物のことを思い出した。彼女は二匹一緒にくっつけて並べ，床に押し倒した。（一匹は小鹿fawnだったが，彼女は二匹とも犬と呼んだ）。

　　ピグル――一匹の犬はいらいらしてた。

　二匹の犬は電車に迎えに行くところだったが，彼女は無慈悲に彼らを床に押しつぶした。

無慈悲であることへの不安，または強迫的行動

　　ピグル――他の犬ある？
　　私――ないよ。

　彼女は電車を3両パパに見せに行った。いろんな種類の色についてのお喋りを彼として，次におもちゃを床に落として「電車落としちゃった」と言った。彼女はこのことをわざとしていたし，排便を示唆していた。そして彼女は私のところにやってきて，小さな男女を車両に乗せようとした。

　　ピグル――大きすぎて入らないなあ。いつか
　　　　小さな男のひとを見つけなくちゃ。
　　私――パパの代わりの男の赤ちゃん？

　彼女はパパのところへ行き，彼を使い始めた。私が彼を隠していたカーテンを開けたので，一層，彼はおもちゃの置かれた状況に加わってきた。彼

3回目のコンサルテーション

女は父親に歩み寄り，父親は（頑張るときがやってきたと知り）コートを脱いだ。彼女は父親に支えられながら彼の頭のすぐ上に乗った。（いまや前回のゲームが再開された）。

 ピグル——私赤ちゃん。ブリリリリ bryyyyyh になりたい。

これは，便を意味しているということがわかった。（父親の話では，スーザンは父親の頭の上に持ち上げてもらうゲームをしており，ピグルはこのことに非常に関心を持ち，赤ん坊のまねをしてたびたび遊んでいた。まるで彼女がこのゲームには自分は重すぎるという事実を否認しているかのようだった）。

 ピグル——私はピグル。

だんだん，彼女は父親の脚の間から床に産まれ出ることを始めた。

 ピグル（私に向かって）——赤ちゃんになれないよ。だって私がとっても怖くなっちゃうから。

一次過程から二次過程へ

彼女は，なんとかその状況をコントロールしようとしていた。結果として彼女は，**その中にいる，というよりむしろ，その状況を遊んでいた**。前回は彼女はその中にいた。結局，「私がイライラピグルになろうか？」と私が言うと，彼女は「いまイ

ライラして！」と応じた。なので私は，おもちゃ
をひっくり返した。彼女はやってきて，おもちゃ
を全部拾い上げた。

 ピグル——何を怒ってるの？
 私——たった一人の赤ちゃんでいたかったか
  ら気持ち悪かったんだ。ママがブリリリ
  赤ちゃんを連れてきたんだ。
 ピグル——ママがしたのはブリリリじゃなく
  て，おしっこだけだよ。

それから彼女は自分の赤ん坊について話した。
「赤ちゃんのことをガディ・ガディ・ガディって呼
ぶの」（ガブリエル，baby-baby, Galli-Galli-Galli とを参
照のこと）。

このことはガブリエルと関係があるだろうと父
親が言った。彼女は待合室の自分の赤ちゃん人形
について言っていた。そして，ガーリィ・ガー
リィ・ガーリィ Girlie-Girlie-Girlie と言って，言葉
にさらに意味を与えることで私たちが理解するこ
とを助けた。そして彼女は家に帰ることを考え始
めた（不安）。

 私——こういうの怖いんだよね。私がイライ
  ラ赤ちゃんだからね。
 ピグル——とってもイライラして！［私はそ
  の通りにした。そしてブリリリ赤ちゃん
  bryyyyh baby のことを話した］

前性器的妊娠という考えを超えて性器的なものを好む

3回目のコンサルテーション

ピグル——違う。Sush Baby。
　　私——私［私＝ピグル＝赤ん坊］はパパから赤
　　　　ちゃんをもらいたかったんだね。
　　ピグル——［父親に向かって］ウィニコットに
　　　　赤ちゃんあげてくれる？

　私は，ピグルは怒って目をつぶり，ママを見ないようにしている，と話した。そのママは，黒くなっており，なぜかというとパパがママに赤ちゃんをあげてそのことにピグルは腹を立てているからだ。

　　ピグル——夜ベッドに入ると，とっても怖く
　　　　なるの。
　　私——夢かな？
　　ピグル——そう，夢。黒ママとbabacarが私の
　　　　後をついてくる。

　このとき，ピグルは先のとがった車軸のついた車輪（それは電車の一つからはずれたものだった）を拾い上げて，とがった車軸を自分の口にいれた。

　　ピグル——これなあに？［彼女はおもちゃの中
　　　　から唯一の危険なものを取りだして，自分の
　　　　口と関係させたといえるだろう］
　　私——黒ママとbabacarがあなたを捕まえた
　　　　ら，あなたのこと食べちゃうかな？

　この間ずっと彼女は片づけ続けていた。そして箱の一つに蓋をすることができずにとても困って

いた。箱には物が入りすぎていたのだ。

> 私──あなたが夢を見ている間、パパとママは何してたの？。
> ピグル──パパとママはレナタと下の階でブロッコリーを食べてた。［レナタは新しい住み込みのお手伝いの少女だった］レナタはブロッコリーと夜食が好きなんだよ。

この間もピグルはすべてのものをきちんと片づけ続けていた。

> 私──私たちは黒ママとbabacarのこと見つけ出したかなあ。
> ピグル──ううん。赤ちゃん［人形］のところに行きたい。ちょっと待ってて。

彼女はドアで遊んでいた。

> ピグル──ウィニコットになーれ。パパが面倒みてくれるよ。ね、パパ？　もしドアを閉めたら、ウィニコットは怖くなるよ。
> 私──黒ママとbabacarが来たらきっと怖くなるよ。

それから彼女はぎりぎりまでドアを閉めて、赤ちゃんを連れに行った。彼女が戻ってきたとき、私は、黒ママとbabacarのことが怖かったけど、パパが面倒をみてくれたと話した。戻ってきてから、この赤ちゃん（人形）でたくさん遊んだ。「開ける」

「閉める」という言葉は，ここでは，人形のおむつとその大きな安全ピンのことをさしていた。父親がここで手助けをした。彼女はおむつをつけるのに時間がかかっていた。

　　ピグル──ウィニコット赤ちゃんがほしい？
　　　後で私のあげるね。

父親はおむつのあて方を教えながら手伝っていた。

　　ピグル──それ［ピン］，閉めないで。

そしてピグルは，赤ちゃんにケーキとパイをあげることについて父親と内緒話をしていた。ピグルは言った。「すっごいブリリリ赤ちゃんだよ」（このことは彼女がうんちをしておむつを取り替えてもらったことを意味していた）。それから，彼女は私の方に来て，明らかに何かに挟まれて黒くなった親指を見せた。そして彼女はポケットから2本のおもちゃの傘を取り出して，1本を私の髪に挿した。それから赤ん坊を抱き上げて，赤ん坊の髪に2本の傘をさしこんだ。小さな椅子に赤ん坊を座らせようとしたが，それに嫉妬して自分がそこに座った。次に，赤ん坊がどんなに滑稽に鏡に映っているかを赤ん坊に見せたがった。

　　私──赤ちゃんはウィニコットなんだね。
　　ピグル──ううん，ガディ・ガディ・ガディ
　　　だよ。

いまや，彼女はすべてのものを片づけて，帰り支度は整った。父親が着るコートを取りに行って，砂と，バッグに入っていた石を集めた。

　　私――用意できたね。でも，私たちは黒ママとbabacarのことわかったのかなあ。

　彼女は，注意深く片づけたおもちゃ全部を眺めて，「babacarは全部片づけられちゃった」と言った。babacarは黒ママのものであるうんちとおしっこ（bryyyyh, wee-wee）と関係があると彼女は言っているように思われた。パパがママに赤ん坊を与えて以来，ずっと憎まれているので，黒ママは黒いのだった。

　私は床に座ったままでいた。そして彼女は父親と共に，とても幸せそうに正面のドアから出て行った。

> 混乱と不安に対する防衛において忘れること

コメント

　以下のテーマがこのセッションでの焦点である。

1. 前回のゲームが再び取り上げられている。しかし不安に関わる部分は先延ばしされた。
2. 怖い空想の中にいるということよりむしろ，それと**遊ぶこと**ができる（このように対処できる）新しい能力――a 安心と範囲の増加，b 直接体験の消失。
3. 危険な尖った車軸を自分の口に入れ，不安と

出会いつつあること。それは，父親のペニスに対する母親の口唇的に貪欲な体験の空想を示唆していた。
4. いまや，彼女の赤ん坊（人形）は彼女に，母親に同一化した少女＝自己というなんらかの場を与えた。
5. 黒に基づいた部分的な，しかしいくらか知性化された解決。この黒は，パパがママに赤ちゃんをあげた，という主題にまつわる憎しみと関連している。
6. 暗やみはすっかり片づけられ，つまり，忘れられた。
7. 彼女がまだ私に手がかりを与えることができていないことを私が理解していないことの重要性。彼女だけが答を知っており，恐怖の意味を彼女がつかむことができたなら，彼女は私にも理解させてくれるだろう。

母親からの手紙

　夫が電話で先生にお伝えしたものもあると思いますが，ピグルについて気づいたことをいくつか書きたいと思います。

　彼女は面接から，不機嫌な様子で帰ってきました。次の数日の間，特に寝る前はずっと大騒ぎしていました。今，彼女は再び落ち着いたように見えます。

　数日の間，彼女はスーザンの赤ちゃんになりた

がりました。スーザンがピグルに反応しないと，彼女は欲求不満を募らせました。ピグルに理由を聞くと，「Sush Babaを**好き**になろうとしてるの」とのことでした。

　セッションの後の一日二日は，彼女はほかの子どもに対してとても攻撃的になりました。彼女は指人形を持っているのですが，それについて「彼を恥ずかしがらせて。そしたら彼をぶてるから」と私に言いました。

　セッション当日の夕方，彼女は私に言いました。「黒ママが怖い。またウィニコット先生のところに行かなくちゃ。新しいウィニコット先生のところへ」いつも彼女はセッションのことをこの堅苦しい言い方で話します。前回のセッションの前だけは，「ウィニコット，ウィニコット」と親しみをこめた言い方で口ずさんでいました。

　彼女は何回か，黒ママのことでW先生のところに行かなくちゃ，と言いました。「どうして？　W先生に話さなかったの？」「うん，babacarのことを話したの」「赤ちゃんはそこから生まれてくるの？　Babacandle，ろうそくの灯りで」

　彼女は陰部がひりひりすると訴えました。「こすった？　それともおむつのせい？」「こすった。そこは黒いの。ここをよくする**白い**クリームをちょうだい。そしたら，またこすれるから」

　私たちは，山の方から闇が降りてくるのを見つ

めていました。「暗くなると，怖くなる。W先生は私が暗いの怖いこと知らないの」「どうして？先生にそのこと言わなかったの？」「暗いのすっかり片付けちゃった」

　セッションの後，二三日の間，私はまさに黒ママでした。彼女は私の言うことを一切信じませんでした。彼女はいくつかのものを，特に砂糖入れを壊しました。彼女はいつも，禁じられているにもかかわらず，そこから勝手に「大きな砂糖」を食べていました。彼女は，どんなつまらないものであれすぐに直らないと，自分が壊したことについてとてもいやな気持になるようでした。私の母が私たちと一緒にすごすようになっているので，母が黒ママになりがちになり，そういうわけでピグルと私はうまくやっています。そのようなときは，私がピグルで，ピグルがママです。彼女は今はさほどきちんとしていないし，注意深くありません。昨日の二人の会話です。「ピガ，私のこと好き？」──私「好きよ」彼女「私がお皿をいつ壊した覚えてる？」──彼女「私のこと好き？」私「好きよ。あなたは？」──「好きじゃない。あなたは黒いし，そして私を黒くするでしょ」

海外で休暇中の母親からの手紙

　ピグルのことがとても心配で，またお手紙させていただきます。そして先生に，彼女が毎日分析を受ける必要があるか否かご検討いただきたく思っています。しかし，もし彼女にその必要があるとして，どのように調整すればいいのかはよくわかりません。

　私たちがもっとも心配しているのは，彼女の体験が狭まっていることです。彼女は，外側の体験には近づけないかのように，自分の世界に完全に囚われているようです。絶えずものを欲しがっていることが彼女の人間らしさでしたが，彼女の心を占めている唯一の考えは，彼女が赤ちゃんで，言葉を話せなかったときの記憶（日頃聞いていることや，家族が昔について話していること）です。

悪化。組織化された防衛の硬さ。

　彼女の話し方は，だんだん小さな作り声になり，だんだんと気取って，嘘っぽくなってきています。しばしば劇的な場面をつくり，今では自分自身に注意をひくためにならどんな苦労も惜しみません。

いまや組織化された病。隠された本当の自己

　彼女は未だに夜にはとても怖がります。——ベッドに行く前は今ではあまり話しませんが——しかし，夜に何回か目を覚まし，時々泣き叫びます。

自らの悪の暴発

　暗闇が自分を黒くしちゃうから，と彼女は泣き叫びながら言います。（一度，彼女は私が黒いかどう

かみるために私の部屋にやってきました)。夜になると，彼女は日中自分がつけたすべての傷について思い出しているようです。(彼女は今，私の頭に石を投げたり，スーザンの手をお皿でぶったりといった一瞬攻撃的な行動をとる傾向にあります)。「スーザンの手，けがした？」「ママの頭壊れちゃった？」「私の毛布をなおすから針ちょうだい」「私の頭をなおしたいの？」「なおせないよ。固すぎるもん」

その夜，彼女はこうも言いました。「いつお医者さんが針でちくんてした（注射）か覚えている？」「お医者さんのとこに行かなくちゃ。私病気だもの。ここが」。彼女は自分の陰部を指しました。

抑うつ不安

自慰に関するさまざまな空想

帰宅後の母親からの手紙

家族状況が，彼女が自らの病気に到達できる精神病院を提供することになった。

さらに，ピグルのことをお知らせしたく思います。

どういうことかはっきりとは言えませんが，彼女は良くなっているように感じます。退屈だったり，ぼんやりしたり，不満げだったり，時々気まぐれに破壊する——物を引き裂いたり，壊したり，汚したりする——時期を彼女は通り過ぎたようです。今や彼女はより自身の人生を生きているという感じを私たちに与えますし，わざとらしくて不自然な感じは減ってきています。

自分の破壊性に対する罪悪感と責任感に，彼女がどんなに囚われていたか，以前の私は理解して

いませんでした。私がほとんど気づいていなかった，数週間前に壊したものについて，彼女はとても苦しそうに話します。お店で彼女が私のスカートをしつこくめくろうとしたとき，私は彼女をぴしゃりとたたきました。そしてそのことを忘れていました。2週間後に，「ママ，もうスカートめくらない」と彼女は言いました。また，彼女の小さな妹，スーザンを連れて歩いているときに，スーザンをドアにぶつけてしまい，スーザンが泣いたことがありました。ピグル「ママが悪かった」私「そうね，ママが悪かったね」ピグルは心配そうに「ママはこのこと夢にみる？」と言いました。彼女は夜になると，以前と同じように，黒ママとbabacarに黒くされてしまうということを心配しています。

　死んでいるものたちについて話すことが最近目立ちます。昨晩，彼女は私に黒ママについて切羽詰まった様子で話したがりました。いつもの歌うような声で，「黒ママは言うの。私のおっぱいはどこ？　私のおっぱいはどこ？」と話は始まりました。そして「黒ママは，海辺とブランコを持ってる」。（私は初めて彼女を海辺につれていきました。そして彼女はブランコが大好きです）。黒ママに，そんないいものを持って欲しくなかったのかなあ，と彼女に言いました。彼女：「ううん。私は海辺やブランコを駄目にしたいの。ママのものを駄目にしたい」と言いました。そして，彼女は私が大きな

おっぱいを持っており，自分もそれが欲しいと言いました。彼女はごちゃごちゃになってしまったようで，私が彼女のおっぱいをほしがっているのだと言い，とても混乱しているように見えました。私は，彼女は今は小さいおっぱいを持っていて，大きくなったら大きなおっぱいを持てると言いました。「うん，お料理できるようになったらね」（私が彼女のところに行ったとき，私は私たち夫婦のために夕食を作っていたので，急がなければならないと彼女に告げていました）。私「もうお料理できるようになってきてるでしょ。焼きカスタードつくったでしょ？」彼女「私がお料理できるのは死んでるものだけだよ」。そして彼女は言いました。「人生って難しいね」（これは私の言葉の真似です）。「私傷ついちゃうの」（これは彼女が付け加えた言葉です）。

　いつもではありませんが，時々，つまり突発的に先生のことを話します。たとえばW先生のところに行って，W先生のおもちゃで遊びたい。そして，黒ママのことを話したいとか，村をつくってそのうちの一軒はW先生の家だ，というようなことを突然話します。

※傍注：メランコリックな抑うつ

母親からの手紙

　ピグルが父親と先生のところに伺うことの確認です。

　ここ2日間続けて，夜ベッドに入った後に，彼女は私の「おっぱい（乳房）」を吸いたいとねだりました。とても熱心にせがむので，したいようにさせています。私：「どうして？」「ぺろぺろキャンディみたいにおっぱいを吸いたいの。」その後，彼女は私に，何か吸って噛んでおなかに入れることのできるものが欲しいとねだりました。それから，また黒ママのことを怖がってウィニコット先生のところに行きたがりました。その日程について彼女に話すと，「そしてその次の日もそのまた次の日もだね」と言いました。私が外にでたとき，「赤ちゃんが欲しい，私の赤ちゃん，私のガリーガリ赤ちゃん」ととても悲しそうに泣き叫んでいるのを聞きました。（ガリーガリ赤ちゃんとは彼女の赤ちゃん人形の名前です。今ではそれはそう長くはないのですが，かつて彼女の活動はその人形が中心になっていました。ガリーガリ，とは彼女が自分の名前，ガブリエルを発音するときの言い方でもあります。まだガブリエルと正しく発音できないためにそうなっているのです）。

4回目のコンサルテーション
―― 1964年5月26日

　あとから電話で知ったのだが，ガブリエル（現在2歳8カ月）は来るまでの電車のなかで，父親の親指をしゃぶりながら，彼の膝の上で丸くなり，過ごしていた。

　彼女はごちゃまぜのおもちゃに直行し，おしゃべりをしていた。「ここあったかいね。私たち電車で来たの。みたことあるかな……」

　彼女は小さな舟をいくつか手に取り，じゅうたんにおいた。彼女は大きくて柔らかい犬のひとつに手を伸ばした。彼女は機関車を客車につなげていた。そのとき，自発的に彼女は言った。「私はbabacarのことで来てるの」

援助に対する意識的なニード――特定の問題

　私はここで，彼女がいくつかの電車のパーツをつなげようとするのを手伝った。私にはあまりはっきりとわからない形に彼女はおもちゃを並べた。彼女は言った。「（部屋の）窓があいてないね」。私がそれを開けると彼女は言った。「私たち，ここで窓を開けたね」

私たちは，始めていた作業を再開した。

> ピグル──これ素敵な車両でしょ！　私はここにくるのがとっても好き。私電車で来たの。パパは私を待ってるの？　ふたつのお部屋，ひとつはパパの，ひとつは私の。電車がガタガタ揺れたの。

彼女は小さな木製の柵を手にとり，それを壊して，その棒きれを特別客車に窓からねじこんだ。これはとても慎重に行われた。私は（ママとしてその客車を使いながら）赤ちゃんを作ろうとするパパについてなにかしら言った。彼女は木でできている二つの破片をちぎりとった。

客観性に訴える

> ピグル──この部屋あったかいよね！　お休みのときも暖かかったの。私たち日焼けしたの。赤ちゃんも茶色だった，スーザン赤ちゃんも茶色，私の妹よ。あの子，ハイハイで階段のぼるの。いまは，おまるでおしっこするの。

> 私──大きくなったんだね！

彼女は「大人になる」ことについて何か言った。そして車両を動かしていた。彼女は「赤ちゃんになって。車両全部かたづけて。」彼女はここでそれらの色に名前をつけながら，車両を使った何かのゲームをしていた。

> ピグル──2台はウィニコットさん。あなた

たちはウィニコットさん!!

ここで彼女は何かを捨てたがった。

> ピグル──ナイチンゲール[▶訳注1]の声がきこえた？　あなたがそんな遠くに引っ越したなんてかわいそう。[これは，私がすぐ近くに住む人ではないことを彼女がまさに今，理解しはじめたばかりであるという事実と関係があった]覚えてるかな……。
> 私──あなたはずっと私を求めていたんだね。
> ピグル──だってあなたに風船を膨らませてほしかったの。[彼女が長い時間，とりとめもなく遊んで過ごした古くてしわくちゃになった風船があった。ときおり，私は彼女の手助けをした]ほら，これてっぺん[尖塔]がある教会なの。

誘惑的なロマンス：父親転移

　彼女は，教会と車の端をつけて並べた。それから彼女は，実際はなんだかわからない物に興味をもちはじめた。それは，元々は唸りゴマ[▶訳注2]だった，壊れていて，平らな丸い物だった。

> ピグル──これはどこから来たの？[これは初回のセッションにもあった]
> 私──わからないなあ。

　彼女は微笑んでいて，ゆりかごと関係した何か

[▶訳注1]鳥の名前。
[▶訳注2]humming top あるいは singing top は音を出す独楽（コマ）。

4回目のコンサルテーション

をおもちゃを並べて説明しようとした。

> ピグル——この部屋あったかいよね！　ピグルはファスナーがある綿のジャージを買ったの。［これを説明するために彼女はファスナーをひっぱり，ドアに腕をぶつけた。ちょっとぶつけただけだった。彼女は，その痛みをむしろ楽しく思った］

ピグルはさまざまな色の舟を手に取り，白いのはピンクだと言った。彼女は舟を逆さまに立たせようとしたが，それは不可能だった（はっきりしないプレイ）。私はこのあたりのどこかで言った。「どうして私のことが好きなの？」そして彼女は言った。「だってあなたは私にbabacarのことを教えてくれるから」。私は間違った言葉を言ったので，このことについて彼女と話した。すると，私がきちんと理解していなかったことがはっきりした。私は彼女に，自分の心の中を整理することを手伝ってほしかった。

> ピグル——黒ママがいる。

私たちは，黒ママがイライラしているかどうかなんとか見破ろうとした。彼女は車両を行ったり来たりさせていた。ここで私が再び導入したのは，ガブリエルに怒っているママと関係があることだったが，ママが怒っているのは，ガブリエルがママ

に新しい赤ちゃんができたことを怒っているからだった。するとママは黒くみえた。これらはすべてかなり曖昧だった。彼女は，**いろいろな車両を私と彼女にふりわけながら**，ひとりでおもちゃで遊んでいた。

> ピグル──私の靴，小さすぎる。脱いじゃおう。

私は少し手伝った。なんとなく足が大きくなっているようだった。

> ピグル──私，大きな大きな女の子になってるの［そして彼女は続けた］ピピピ［など，独りごとを言いながら］。かわいい女の人が車を待ってるの。素敵な女の人が子どもたちを迎えにくるの。黒ママは言うことをきかないのnaughty。

彼女は機関車を探して，それを何かに入れた。そしてそこには大きいのとババbabaのという発想があった。

> ピグル──おしまいにして全部片付けようか［不安］。それは下ね。

彼女は睡蓮をくずかごに捨てた。（ほかの誰かが紙で作ったこの睡蓮は，前のセッションから持ち越されたものだった）。彼女は全部のおもちゃを片付けた。そこに明らかな不安はなかった。彼女は靴をはいて，待合室にいるパパへつづく廊下を歩いて

私−私でないもののテーマに関する最初のサイン

おそらくエディパルな恐れに起因する不安の出現

私がほかの子どもを見ているという，この証拠に対する遅れた拒絶

いった。数分間，私には彼らが待合室で話しているのが聞こえていた。

　　　ピグル——私，帰りたい。お願い，帰らせて。

なになど。私は，一貫性を伴った顕著なパーソナリティの成長と，初めての落ち着きと呼びうるような何かを書きとめていた。彼女は幸せだといってもよいだろう。彼女はさよならを言うために入ってきた。「だめだよ，まだ帰れないよ」と言いながら，パパは彼女をなんとかとどまらせようとしていた。

　　　ピグル——帰りたい。

私は，パパを部屋のもう半分にある椅子に座らせた。すると彼女はパパの膝の上にのぼった。すぐに，彼女がパパの足の間から生まれてくる赤ちゃんになるゲームが再び展開した。これは何度も何度も繰り返された。父親の身体的負担が大きかったが，彼は言われたことを正確にさりげなくやり続けていた。出産をするお母さんとして男の人を使うことができるのだから，ウィニコットと一緒にいながらひとりでいることが怖いときやウィニコットとこんなふうに遊びたいとき，父親がいることが重要であると私は彼女に話した。これらすべてに父親の靴がかなり登場しており，彼が履くか履かないかという葛藤を伴っていた。ほどなく，

赤ちゃんとしての状態の覚書（1964年1月4日の両親の手紙）

侵襲（自我の勇気の失敗）に対する反応からの回復

乳房の象徴としての靴

靴は床の上にあった。そして彼女は父親にくっついていた。私は「私はババカーたちbabacarsのことは知らないなあ」と言っていた。

ピグルは父親に対してとても積極的になっていて，膝立ちして，彼の親指をしゃぶっていた（私はこの段階では彼女が，電車で彼の膝の上で丸くなり，その途中ずっと彼の親指をしゃぶってきたことを知らなかった）。私が怒ったピグルになったゲームだから，彼女は怖かったのだと私は言った。このときまでには，父親はコートを脱いで，ワイシャツ一枚になって対応しようとしていた。

> 私──ウィニコットは怒ったピグルで，ピグルはママのかわりにパパを使って生まれてきた赤ちゃんだ。彼女は，私がどんなに怒っているに違いないかを知っているから私のことが怖いんだ。だから新しい赤ちゃんはパパの親指をしゃぶっているんだ［すなわちママの乳房を］。

転移において母親として使われる父親。それは私をほかの機能に解放してくれる。

彼女は独特な見方で私を見た。そして私は言った。「私は黒くなったことがあったかな？」彼女はよく考えて言った。「ううん」そして彼女は首をふった。

> 私──私は黒ママだよ。
> ピグル──違うよ［パパの靴紐で遊びながら］。

父親の親指をひきよせてしゃぶることが多く

この母親が実際は男であると自分に言い聞かせることで安心を得ること

4回目のコンサルテーション

あった。そして私は，彼女はパパを独り占めしたくて，そうするとママが黒くなる，そしてそれは怒りを意味している，ということを扱うかなり明確な解釈をした。私は「彼女はガブリエルをゴミ箱のなかにいれてしまいたいんだ」と言ったように思う（危険を伴う発言）。彼女はこれが嬉しかったようで，父親の靴紐で遊び続けてそれを結ぼうとした。彼女は黒ママがそこにいないふりをすることについて何か言った。そして，これは暗い夜と関係があった。彼女は父親の片方の靴を脱がせた。もし許されるなら，彼を素っ裸にしてしまっただろう。こうすることで，ママを黒くしてしまうという考えがあった。私は，今回はパパから再び生まれてきたことに関してなにか言った。今は，パパは自分の靴紐を結んでいて，ガブリエルは彼の背中にのぼろうとしていた。

> いまや父親は現実の父親として存在する

ピグル——またのぼっていい？

私は言い続けた。「ママを黒くしてるんだね」。するとガブリエルはかなりはっきりと「ママはパパの小さい女の子になりたいの」と言った。

> 父親としての父親と嫉妬深い母親としての分析家を伴った別のテーマの展開

彼女は元気いっぱいだったので，ひょっとするとこの手の遊びを続けることができたかもしれない。でもパパはもうたくさんだったので，だめだよと言い始めていた。とても暑い日だった。同時に私が彼女に割りふった時間も終わりに近づいていた。

> 二つめのテーマが確立した。セッションの手がかり

私——黒ママはいまはウィニコットなんだね。そして彼はピグルを追い払おうとしているんだ。彼はピグルをくずかごに入れようとしている。睡蓮みたいにね。

　セッションが終わり、彼女はとても打ち解けていた。私は自分がいたところにとどまった。私はそこで、**パパの小さい女の子になりたくて、ガブリエルに嫉妬している**黒くて怒っているママだった。同時に私は、ママと一緒にいる新しい赤ちゃんに嫉妬しているガブリエルでもあった。彼女は走ってドアに向かった。彼らは出ていき、彼女は手を振った。彼女の最後の言葉は「お母さんはパパの小さい女の子になりたいの」だった。そしてこれはそのセッションの主な解釈となった。

　その晩、電話で、私は彼女がパパの親指をしゃぶりながら丸くなってやってきたことを知った。セッションのあと、彼女はより成長した女の子に変化した。彼女はくつろいでいて、とても幸せだった。帰宅途中、彼女は、猫やほかの動物をみたり、食べ物を食べたりして、手を焼かせることもなく、あらゆることを観察していた。彼女は、父親に対して堂々と積極的になり、退行したふるまいはなくなっていた。その晩、彼女は、このところしていなかった方法で、建設的に遊んだ。彼女のおじがきて、最初は彼女は恥ずかしがったものの、そ

> 私はこの段階で、彼女をピグルと呼ぶか、ガブリエルと呼ぶか迷い始めていた。なぜなら私 me と私ではないもの not-me のテーマが導入されはじめたからである

> セッションでなされた作業によって生じた安心

4回目のコンサルテーション

れからとても親切で友好的になった。やがて寝る時間になると，彼女は出し抜けに言った。「だれがトムおじさんでだれがパパだかわかんない」

　私は，この言葉のなかに，基本的な父親——母親像を人びとに象徴させる能力が，彼女に育ちつつあることをみてとれると考えた。そして，この見解は，ゲームが変わるにつれて役割を変えられるように，彼女が私と父親をどのように使用したいのかに応じて，私たちふたりを使用するやり方に関係があったと思う。言い換えれば，重要なのはコミュニケーション——理解されるという体験——だった。このすべての背景にあるのは，彼女の本当の父親と母親という事実に関する安心感である。

　交叉性同一化などを含んで，いまやプレイの体験のためのさらに広い領域が発展してきたといえるかもしれない。強迫的に行動するなかで，母親，父親，赤ちゃんなどになる一連の行為があり，そのため楽しく遊ぶことなど不可能だった。いまや，遊ぶことのなかに楽しみが訪れたのだ。この空想の解放は，コミュニケーションにおいて，そして，悪かったり，黒かったり，破壊的だったりする考えや，それ以外の考えを探究する際に，より大きな自由を作り出したのである。

コメント

　以下が，このセッションに持ち込まれた主要なテーマである。

1. 行きの電車で，父親の膝のうえで丸くなって，彼の指をしゃぶっていた（私はこのことを知らなかった）。
2. 男性の性的でサディスティックな行為の劇化。
3. 自然な成長，成熟という考え。
4. セッションとセッションの間の隔たりで私たちに生じる距離感（否認の終わり）。
5. パパの小さな女の子になるということで，ママがガブリエルに怒っているという考えが展開しつつあること——その考えは，パパから生まれた新しい赤ちゃんに対するガブリエルの怒りという考えに重なる。
6. 尿道性愛，クリトリスの興奮とマスターベーションが，いくらかの空想の形成のための機能の根拠として，そして情報を検索する役割としても明らかである。

母親からの手紙

　ピグルは何度かあなたに会いたいと頼んできました。そして昨日，彼女は遊びのなかで，ロンドン行きのおもちゃの線路を使いました。彼女は，ロンドンの近くに住んでいる祖母（ラララ La-la-la と呼ばれています）のところに行こうと言ってきました。寝るまでに3時間くらいかかりました。この数日間，私が彼女を黒くするといけないからと，彼女は私にキスをさせたがりませんでした。でも彼女は，以前よりもずっと私に対して愛情深いですし，自分からキスをしてきます。それは以前には決してなかったことでした。別の日の夜には，彼女は私のことを素敵なママだと言って，私をこすりはじめました。彼女は，黒いのをこすり落としているのだと言い，それを枕に吹き飛ばそうとしました。

　毎晩同じ儀式がされました。「babacarのことをお話ししましょう……黒ママが言うのです。「私のおっぱいはどこ？」（乳房）。一度，私は我慢できずに尋ねました。「さあ，どこにあるのかしら？」——「トイレの中よ。穴のあいたね」。彼女はおっぱいのことで頭がいっぱいです。昨日，彼女が突然言いました。「かわいそうに，私のおっぱいにはミルクがないの」。私が彼女におやすみを言うとき，

彼女は，私のおっぱいが「汚れて，死んで」しまわないように，しばしば私のカーディガンのボタンを留めます。彼女は最近ずっと「死んでいる」ことにひどく囚われています。私は言ったことがありました。「あなたのおっぱいはすぐに大きくなるわ」——彼女「そしたらあなたのは死んじゃう」

あなたに会ったあと，彼女は，もうロンドンにはいかない，ときっぱりと言いました。理由をきくと，彼女は，ウィニコット先生は私にパパにのぼってほしくないのだと言いました。それはともかく，このパパにのぼるということは，彼女が赤ちゃんだった時には，家で一度もしなかったことなのです。それは彼女の妹，Sush Babaがしていたことで，それはピグルをとても楽しませていたようでした。

またある時には，彼女は私に言いました。「私は何回かパパにのぼろうとしたの。ウィニコット先生は「だめ」って言った」。彼女は，W先生はbabacarのことを知っていると言いました。

あなたのところへ行った晩，彼女は，トム——3回くらいしか会ったことはないのですが，彼女が大好きな叔父——とパパの見分けがつきませんでした。あとになって彼女は言いました。「パパ，トム，ウィニコット先生，みんなパパ——男daddy-men。おもしろいね！」突然，彼女はパパに向かって言いました。「W先生はおもしろいおもちゃを

もってるの」。それからまた言いました。「私のおもちゃかSush Babaのおもちゃかわかんない。とってもおもしろいおもちゃなの」

彼女はこの頃,空想にふけっていて,この空想は二晩繰り返されました。それは,もしパパが台所にいて,瓶が割れたら——ローズヒップのシロップの瓶(ごく一般的なものです)とSush Babaの哺乳瓶なのですが——そこらじゅうがガラスだらけになって,ピグルはそれを踏みつけるだろうというものでした。

彼女の中ではいつものことですが,彼女はたまにひどく落ち込んでいますし,気まぐれに壊したり散らかしたりもしています。この状態は,彼女の年齢や立場では考えられないほど分別がある時期と交互に現れます。そしてこの分別がある時期,とてもたくさんの洗濯と整頓をしており—これは,私たち無頓着な家族のなかで際立っています。

攻撃性と等しい男性機能,女性に同一化することへの恐れ,それは壊されつつあるということを意味する

ユニットとしての自己の現れとしての抑うつ,自分の攻撃衝動を認めようとしている。
抑うつのなかでは,空想は隠されたカオスである。そして,それは行動面では整頓に変化する。

5回目のコンサルテーション
――1964年6月9日

　ガブリエルは現在2歳9カ月，スーザンは1歳になった。
　その日は暑かったので，私たちは窓を開けた。これによってさまざまな瞬間に外的世界が持ち込まれた。私のメモは暑さと眠気のせいであまりはっきりしなかった。
　彼女はおもちゃで遊ぶのに忙しくしていて，父親は待合室にいた。彼女はおもちゃを取り出した。

　　ピグル――全部出しちゃった。1個取ったよ。素敵なおもちゃをたくさん取ったよ（柵をいじりながら）。あなたはお休みをとらなかったのね。
　　私――とったよ。
　　ピグル――素敵な妹ができたの。眠るからバッグに入れちゃうよ。電車がすごくたくさん。どうして？［彼女は電車を直していて，助けを必要とした。それは本当に難しかった］私，どんどん大きくなってるの。

　　　　　　　　　　私，3歳になるの。あなたは何歳？
　　　　　　　私——68歳だよ。

　　　　　　彼女は「68」と5回繰り返した。

おそらく年齢が
とても離れてい
ることへの言及
でもある。
　　　　　　　ピグル——あなたに私たちの近くにいてほし
　　　　　　　　いの［私の家と彼女の家がとても離れてい
　　　　　　　　ることをほのめかしている］。3歳になって，
　　　　　　　　そして遊び好きの赤ちゃんになろうか
　　　　　　　　——気持ち悪くならないいい赤ちゃんに。
　　　　　　　　［ここはおもちゃで溢れかえったバケツが意
　　　　　　　　味していた吐き気を思い起こさせた。彼女は
　　　　　　　　人形を吟味していた］そう，私はおもちゃ
　　　　　　　　で遊ぶのが好き。赤ちゃんが私のおも
　　　　　　　　ちゃを捨てちゃうの。

窓が開いている
ことによる侵襲
（自我支持の失敗）
　　　　　　彼女はおもちゃをいろんな風にとりあえず並べ
　　　　　　ていた（道行く馬車の音に聴きいることで中断され
　　　　　　た）。彼女は一列に教会を置いた（鳩の「クー，クー
　　　　　　〇〇，〇〇」という鳴き声に邪魔された）。

　　　　　　　ピグル——すごくうるさい。

　　　　　　彼女はここで考えこんだ。

　　　　　　　私——あなたが作業しているのに，いろんな
　　　　　　　　音が邪魔するね。
　　　　　　　ピグル——私の靴，暑すぎる。

　　　　　　ここで彼女は二重になっている靴紐をほどいた。
　　　　　　彼女はこれを自分でやったが，それはかなり上手

だった。

 ピグル──私の足の指──10本の指。砂だらけ。
私──フランスで？
ピグル──ううん。

飛行機が通り過ぎ，再び彼女は遊んでいるのを邪魔された。彼女は言った。「私，飛行機に乗ったことがあるの」

彼女は四つの家と二つの家を並べ，そして二つの教会を片付けた，などなど。不安がこのような形で現れ始めた。「パパは帰る準備ができてる？ パパは疲れてるの」（これは前回のことへの言及だった）。私は答えた。「彼は待合室で休んでいるよ」

今度は歯を鳴らす音がしたので，私は彼女に何を噛んでいるのかbitingと尋ねた。

 ピグル──バターつきパンが好き？
私──ここで食事をしているみたいだね。
ピグル──ガア ガア ガチョウさんgoosey goosey gander［ずっとこれを口ずさみながら］。ここにおもしろいおもちゃがあるね［再び古い部分の欠けた唸りゴマ］。床にバンバンする？ しない？

彼女はそれを自分のボタンに打ちつけた。「お水がポタン，ポタン，ポタンっていってるのが聞こえる」（水が落ちてくることを意味している。上の階

5回目のコンサルテーション

吐き気——強迫的な貪欲さの結果	からパイプをつたい落ちてくる水の音である)。彼女はバケツをとった。「このなかにはあまりおもちゃがないね。満腹になるまでいっぱいにしようか」
	私はここでおなかがすいていることと, 満腹にすればおなかが落ち着くこと, そして食べることが楽しくないこと, でもおなかがすかないように
強迫的な行動, 分裂機制によるコントロール	詰め込むことについて話した。彼女は家を一列に並べて言った。「ここには誰が住んでるの？　小さな男の人, 女の人も——ウィニコット夫人」

　ここで彼女は靴を履いて, 靴紐をしめた。「ママのところに帰るね。」そして彼女は住所を告げた。私は返事をした。「そしたらあなたはママとパパと一緒にいるつもりなんだね」。彼女は不安がなくなったかのように再び遊びはじめた。これはウィニコット夫人という考え（初めて考える枠組みにもちこまれた）と関係があった。そして彼女はバケツを空にして, くずかごに余分なこまごまとしたものを入れた。

　それから彼女は車のタイヤをしっかり握ったbit hard on。彼女は車に車輪をつけようとした。「ウィニコット先生, 手伝って！」私たちは両方の車輪をつけた。彼女は今度はいくつかの船に取り付けるやり方を知りたがった。

> 私——パパとママが一緒のときにそれをつけるの？

> ピグル——大きすぎる。赤ちゃん，もう大きくなりすぎてる。

これは開いた窓の外の誰かと，飛行機の音に遮られた。ピグルは，外の音に気を取られて，不安な様子をみせた。しかし窓が開いているのは現実の要因で，まれなことであり，外側を締め出すことは難しかった。とても暑かったのだ。

これらすべては曖昧で，あまりはっきりと話されていなかった。**私はそのままにしておいた**。いまやピグルは，その日の仕事にきているようにみえた。彼女は完璧にまっすぐな髪をクルクルいじって言った[▷脚注1]。「私の髪は巻き毛なの」私はこれを解釈に使った。

> カールした髪は赤ん坊の象徴

> 私——あなたは自分の赤ちゃんをほしがっているんだね。
> ピグル——でも私にはガリガリ赤ちゃんgarlie-girlie babyがいるもん。
> 私——そうじゃないよ。Sush Babaのことじゃない。
> ピグル——私のベッドに入れておく赤ちゃん。
> 私——巻き毛で？
> ピグル——うん。

遊びが再び始まった。そして彼女は二つの船をとり，ひとつを彼女のはいている靴の上においた。

[▷脚注1] 母親の覚書：スーザンはすごい巻き毛で，だからみんなが彼女をちやほやする。

彼女はパパに二つの舟を見せにいきたがった。

 ピグル——パパを愛しているのは誰？
 babacarとママ。

彼女は二つの舟をパパに見せにいき，ドアを閉めた。

 ピグル——すぐに戻ってくるね。ドア閉めるの手伝って。［それは本当に難しくて，調整が必要だった］

彼女は鍵穴を開けておいた。彼女は二つの舟を「食べて」いた。私は言った。「赤ちゃんを作るために食べているんだ」彼女はすべてのおもちゃを片付けてからパパを連れてきた。そして彼女は言った。「それじゃ私たち帰るね」おもちゃは全部整理されて，片付けられた。私は解釈した。「あなたは，自分が船を食べることで赤ちゃんを作りたがっていることに気づくのが怖いんだね」

 ピグル——パパに「こんにちは」って言おうか。［彼女は行って戻ってきた］もう戻ってこないよ。

私には，父親が彼女に，戻るようになだめているのが聞こえた。そして彼女は走って行ったり来たりしていた。パパが入ってきて，椅子に腰かけ，私たちは少し話をした。なぜなら彼がこれを必要としたからだ。そして二人は帰っていった。

私は，この時間の終わりに記録を書いた。この記録は，欠けていて，不完全ではあったけれども（部分的には暑さと眠気のせいだった），この時間ではっきりしているのは，彼女が食べることで自分の赤ちゃんを作っていたことだった。これが彼女が取り組むようになった作業だった。

コメント

1. 暑さ，そしてその結果。
2. 巻き毛への注目と私の解釈。これはその日の重要な仕事のように思われた。前性器期における彼女自身の妊娠。
3. 食べることで赤ちゃんを作ること——これと関連した不安。
4. ママの乳房からパパのペニスへの進展（成熟）。
5. 考える枠組みにおけるウィニコット夫人。

母親からの手紙

　ピグルがあなたのところを訪れて以来，毎晩続いてきた黒ママに関するわけのわからない長いお話はほぼなくなりました。そして彼女は寝るのも怖がっていないように見えます。
　あるとき，彼女は「ウィニコット先生のところに連れてって。私を助けてくれるから」と言いながら，再び黒ママのことを話しました。そのとき

は思いとどまらせるために私は「でも彼はもうあなたを助けてくれているでしょ」と言いました。「そうだよ。でも私は黒ママを片付けちゃったの」私は「なるほどね」とだけ言いました。それからくずかごをひっくり返すことに関する何かがさらにあって、気持ちに関する夢がありました。あなたならこれが何なのか知っているかもしれません。

彼女は、二度、私のおっぱいを吸わせてととても切羽詰って頼んできました。そして彼女はその機会をとても特別に楽しんでいるように見えました。彼女は、おっぱいについて話すとき、「私の」と「あなたの」という所有格を混同して使いました。

妹をひどく扱ったことで叱られたあと、彼女は父親と妹にキスをして、それから父親に言いました。「私にキスしちゃだめ。あなたは私を黒くするから。黒いのはなに、パパ？」

主人は、あなたがピグルのことをどう思っているのかを正確には知りませんでした。前回の最後に、彼が話し合う場にピグルがいたので、彼は自由に話すことができませんでした。

あなたは彼に、あなたと一緒にいるときの彼女を「普通」だとおっしゃいましたが、同時に、分析家に分析をうける話も提案されました。そうなると私にはよくわからないのですが、あなたは、分析が必要だと思っているのか、そしてあなたがピグルにくださる面接の回数では、物事を十分に

深いレベルで動かすことができない，だからこの先生をお勧めくださったのでしょうか。あるいは，私たちがそこまで心配していないのであれば，これ以上のことは必要ないとお考えなのでしょうか［▷脚注2］。

　私には，物事がそれぞれのやりかたで育つのにまかせ，本当に必要がない限りは邪魔しないほうがよいという先入観のようなものがあります。

　彼女にはまだ突然の落ち込み（のように見えるもの）もあります。それは，彼女が丸くなって，親指をしゃぶったり，あるいは座ってわけのわからないことを大声で叫んだり，そして自分では何もできないときに見られます。ほかの面では，彼女は以前よりずっとよい状態で，より生き生きしているように見えます。しかし彼女が赤ちゃんの妹が生まれたときに失ったように見える深みを取り戻すことができるのかどうか，私には評価することができません。それはあまりに突然で，苦痛な断絶のように思えましたし，彼女は，なんだかみせかけのように，とても早く成長したように見えました。私は，さらなる助けをなしに，彼女が忘

［▷脚注2］ちょうどこの頃，私がスーパーヴィジョンをしている分析家に3歳の子どもを頼まれていたので，私はガブリエルを彼にリファーしようと考えていた。このことが私を歪め，罪悪感を感じさせた。そのため父親にこの問題を持ち出したとき，私は混乱してしまった。しかしながら，私の考えでは，このセッションが「オンディマンド」であるという事実は，この子どもが分析を受けているという事実を変えることはなかった。D.W.W.

5回目のコンサルテーション

れてきてしまったものを見つけることができるの
かどうか疑問に思います。もしかしたら彼女は今,
このことをしているのかもしれませんが, 私には
判断しかねるでしょう。もしそうでないのなら,
どんなことがあっても, それは決してなしえない
のかもしれません。

母親への手紙

　お手紙をありがとうございました。私はご主人
にいくらか曖昧なことを言ったと思い, お返事す
る次第です。実際, 私は良心の呵責に苛まれ, ピ
グルに毎日分析を受けさせないようにしているの
は私ではないということを確かめなければなりま
せんでした。もしあなたがたにとって, 今住んで
いるところと同じように, ロンドンに住むことが
たやすいならば, つまり, 誰かいい人が空いてい
れば, あなたは多分これを望んだだろうと思うの
です。でもあなたがたにとって, ロンドンに来て
住むことは簡単ではないはずですし, 移動が多い
ことはとても面倒なことだろうと, 私は確信して
います。時々私のところにきて, 物事が少し進展
するのを手伝いながら, 自然な回復をしていくと
いう観点から考えたほうがずっとよいのです。
　ピグルはご存じの通り, とても面白いお子さん
です。ひょっとすると, あなたは彼女にあまり面

白くあってほしくないかもしれませんが，彼女は
そうなのです。そして私は，彼女がまもなくごく
普通の状態に落ち着くだろうと思っています。私
は，大勢の子どもたちがこうした考えや心配事を
抱えていると思っています。でも彼らは普通はそ
んなに言語化しません。そしてピグルの場合，こ
のことはあなた方お二人が，小児期の問題にかな
り詳細に気づいているとか，子ども時代の疑問に
寛容であるということと関係しています。

　私はピグルのお父さんのあり方にとても感心し
ています。彼は，起きていることのかなり多くが，
彼にとって不可解なことに違いないのに，ピグル
が彼を使う間，そこにじっと座っているのです。

母親による電話から

　ピグルはしばらくはよくなってきていたのです
が，また落ち込んで，ぼんやりするようになりま
した。夜は眠れませんし，死という概念で頭がいっ 抑うつ不安
ぱいになっています。彼女は夢を見ました。「種は
一個も，それかほんの少ししか芽を出さなかった
よ。だって内側が悪いものだから」

5回目のコンサルテーション

母親による最近のコメント

　この死のテーマは,「片付けられ」なければならない,つまり死なせなければならない彼女自身の部分とも関連があるのでしょうか？　たとえば強欲で,嫉妬深い部分のことでしょうか？

　私は,彼女がウィニコット先生を一方の部屋にいさせ,もう一方の待合室にでていき,ドアを閉めるということを通して,先生を何回片付けるのかに興味があります［▷脚注3］。

［▷脚注3］忘れることができるためにそれは使われる。D.W.W.

6回目のコンサルテーション
―― 1964年7月7日

　患者は，現在2歳10カ月になった。私は玄関先で「こんにちはHullo，ガブリエル」と挨拶をした。私は，今回は，ピグルではなく，ガブリエルと言わなければならないとわかっていた。彼女はすぐにおもちゃのところへ行った。

　　私――ガブリエルがまた私に会いにきたね。
　　ガブリエル――うん。

　彼女は二つの大きくて柔らかい動物をくっつけて言った。「二人は一緒にいて，好きどうしなの」。彼女は電車の客車も二つ，つなぎ合わせた。

　　私――そして二人は赤ちゃんを作っているんだ。
　　ガブリエル――ううん，二人はお友だちになってるの。

　彼女はまだ何両かの電車をつなぎ合わせていて，私は言った。「あなたは私に会った一回一回を全部つないでいるのかもしれないね」。彼女は答えた。

自我－関係性の概念

「うん」

　明らかに, 電車のパーツをつなげることに関する多くの解釈があり, その瞬間にもっとも適切であると思われるやり方で, または, 自分自身の感情を伝えるために, これを用いることができる。私は, ピグルが自分の赤ちゃんをもつことに関連した巻き毛についての, 前回私がした解釈をガブリエルに思い出させた。

　　　ガブリエル――それ考えてた。

　彼女はそれから (いろんなやり方で, きわめて明確に) **話すこと**と**見せること** (これは私にマイフェアレディの「証拠を見せて！ "Show Me!")」の歌を思い出させた) の区別をした。

　　　私――つまり, あなたは話すよりも見せよう
　　　としているんだね。

　ガブリエルは小さな瓶をとり, 水の音のような音を立てた。「あなたが大きくバシャッてすると, 大きな輪っかができるの」彼女は舌足らずだったので, 時々, 何を言っているのかわかりにくかった。「小さいビニールプールをお外 (庭のこと) にだしたの」「二つの温室もね。私たちの大きなおうちがあるの。それから私の小さなおうちもね」

　　　私――小さいほうはあなた自身だね。
　　　ガブリエル――あなただよ。［彼女はこれを3

回言ってから］ガブリエルだよ。ウィニコットだよ。

彼女は二つの客車をつなげた。

　私──ガブリエルとウィニコットは友だちになるんだ。それでもガブリエルはガブリエルで、ウィニコットはウィニコットなんだね。
　ガブリエル──私たちの猫が見つからないの。でも私，猫がお散歩にでかけるのを見たよ。猫がグルグル走り回ってるのを見たよ。何がこれをひっぱってるの？

私は彼女を手伝い，彼女は言った。「ウィニコット，手を握ってる」

ここにはアイデンティティの確立のようなものが見られた。私は，ガブリエルと，彼女がウィニコット，パパ，ママ，そしてSush Babaとともっているいくつかの関係のことでなにか言った。ガブリエルは，ガブリエルの音を出してから言った。「Sush Babyはワーwaって音をたてるの」。そして，手を口のところにやって別の音を出した。

彼女は，手を口にあてたりはずしたりしながら，この様々なエンターテイメントを面白がった。彼女は少し前におならをしていたので，私は言った。「たぶん，あれがガブリエルの音だね」。彼女はそれから聞き覚えのある特徴的なしゃべり方をした

彼女は融合することと分離することの境界に取り組んでいる。

6回目のコンサルテーション

ので，私は言った。「これはパパと関係があるね。」彼女は，父親と強く同一化していた時期にこの特別な方法でしゃべったことがあった。

> ガブリエル——そんなふうに言わないで。［しかし私たちはパパについて話した］Sush Baby はまだお話ができないくらいちっちゃいの。この変なものは何？

彼女は何かの紐に結ばれているハンドルを持ち上げた。部屋中ひっぱりまわせるように，彼女はそれを機関車の上に置いてほしがった。彼女はこれを喜んだ。私はそれが，彼女が思い出している赤ちゃんガブリエルであることについて何か言った。すると彼女は言った。「ちがうよ。小さな妹だよ」それから突然，「このかわいい絵を見て」（私が部屋においているかなり古風な6歳か7歳のとてもまじめな女の子の肖像画）と言った。「私より年上の女の子。私がSush Babyより年上なのと同じで，この子は私より年上なの。あの子［スーザン］はもう何にもつかまらないで歩けるの」（彼女は，歩いたり，走ったり，また歩いたり，それから転んだりしてみせた）「それにあの子は起き上がることもできるの」（これも実際にやってみせた）。

<small>成熟過程における操作に意識的にすがること</small>

> 私——それならもう，彼女はずっとママが必要なわけじゃないんだね。
> ガブリエル——うん。あの子はもっと大きく

なって，ママやパパがいなくたってやれるようになるよ。そしてガブリエルは，ウィニコットや誰かがまったくいなくたってやれるようになるよ。誰かが「あなた，何してるの？」って言うでしょ。そこは私の場所なの。私はあなたの場所に行きたいの。どいて。

ここで彼女は，お城の王様ゲーム[▷脚注1]について説明した。このときのガブリエルは，彼女自身のアイデンティティを確立し，そこに異議が唱えられることを期待していた。彼女は今度は二つの客車をとり，車輪と車輪でそれらをこすり合わせた。

　私——赤ちゃんを作っているの？
　ガブリエル——うん。私ね，たまにお日様が顔を出しているときは足をあげて仰向けに寝転ぶの。赤ちゃんを作ってるんじゃないの。私はサンドレスと白いニッカーズ[▶訳注1]を着てたの。

彼女は，日があたるなか，足を上げてあおむけに寝転がってみせた。

　ガブリエル——新しい靴を買ったの。[彼女がそのときにはいていた靴ではなかった]

人々の性交の形態に関する空想を伴うマスターベーション

[▷脚注1] 1. Winnicott, D.W.（1966）「心身症の肯定的および否定的側面」国際精神分析学会誌47：510-516. 本論文は『精神分析的探究』（岩崎学術出版社）に所収されている。
[▶訳注1] 女性用の膝丈のゆったりしたズボン。

6回目のコンサルテーション

彼女は片方の靴を脱いで、靴下もひっぱって脱いだ。「オン－オフ、オン－オフ」の活動だった。彼女は、靴下にあいた穴に大きなふっくらしたかかとをはめるのを見てほしがった。

　私——あなたは私に大きなおっぱいを見せて
　　いるんだね。
　ガブリエル——足みたいなね。

彼女はもう片方の靴も脱いだ。そしてそちらのかかとあて heel-pad も見せた。彼女は、自分で考えたゲームのようなもので、まるで足がひとつどこかにいってしまったかのように、ずっとふざけてこれをやっていた。

　ガブリエル——ちがう足 on the wrong foot ［こ
　　れはジョークだった］。

彼女は靴下を履き替えてから、バケツに入っているおもちゃのところへ行った。私は言った。「ガブリエルは世界中を食べつくすんだ。だから食べ過ぎなんだ」（しかしこの時点ではバケツはあふれてはいなかった）ガブリエルは答えた。「その子は気持ち悪くないよ」

彼女は片方の靴を脱ぎ、靴下を脱ぐ遊びをした。靴下と靴に関する複雑さがここにあった。彼女は上手に粘り強くがんばるが、うまくいかなかった。

未熟さの認識と
相対的依存

私——むずかしいね！
　　ガブリエル——うん。
　　私——ガブリエルは，ママがいないとうまく
　　　　できないんだね。それにすっかりママに
　　　　なってしまうことはできないんだね。

　そして彼女は大きな電車のところにきて，言った。「私たち早く来すぎちゃってないといいんだけど」。それから彼女は，どうして彼女と父親が早くきたのかを話した。実際には，彼らは早すぎてしまわないように店をまわったりしていた。

　私は今回は難しい靴紐を手伝う必要があると感じ，これはやらせてもらえた。もう片方も同じだった。

　　ガブリエル——バーンって大きい音が聞こえる。[実際の音]
　　私——誰かがイライラしているのかな。
　　ガブリエル——ううん。The Sush Babyがバーンってしたの。

明らかになりつつあるそれぞれのアイデンティティ

　それから彼女は，パパに会いにいくとささやき，ドアを静かに開け，再びそれを閉めた。すぐに彼女は，パパを必要とせずに，自分で戻ってきた。彼女はおもちゃを片付けていた。

　　ガブリエル——おもちゃがみんな散らかってる。あなたならなんて言う？
　　私——誰？
　　ガブリエル——ウィニコット先生。

6回目のコンサルテーション

彼女は大きくて柔らかい動物（犬）を片付けた。片付ける過程で、おもちゃの種類がかなり細かく分類されていた。

　　ガブリエル——あ、てっぺんがない。気にしないで。ママはおうちよ。

それからガブリエルは、あらゆるものをきちんと片付け、そして言った。「あなたはおもちゃたちの素敵な場所を持ってるのね！」（実際、私のごちゃまぜのおもちゃには本棚の下の床に置き場があった）彼女は分類できずによけておいた半端なおもちゃを一つ、二つ見つけて、それらを片付けた。「私のは外のくずかごにとっておくの」

彼女は今度はドアの外に出て行き、おもちゃは一つも散らかっていなかった。彼女はしばらくの間、父親と待合室にいて、自分がやったことを伝えていた。そして彼はそれについて話していた。それから彼女は父親を中に連れてこようとした。彼女は言った。「中に入ってほしいの」しかし彼は押し返した。彼は言った。「あなたはウィニコット先生のところへ行くんだよ」

いまや45分がたっていて、私は終わりにしようとしていた。父親が言った。「だめ、だめ、あなたはウィニコット先生のところへ行くんだ」

ガブリエル――やだ！　やだ！　やだ！
　　私――おいで，もうすぐ帰る時間だから。中
　　　においで。

　彼女は入ってきて，とても親しげだった。
　彼女は私にお休みをとるのか，そしてそんなときは何をするのか，とたずねた。私は田舎に行って楽しむのだと言った。それがこのセッションの終わりで，出て行くときに彼女は言った。「私，いつ戻ってこようか？」私は答えた。「10月にね」
　このセッションで重要なのは，お城の王様ゲームでアイデンティティが確立した瞬間であり，それは融合している状態から分離した状態になるという実験に続いて起こった。

コメント

1. 彼女はガブリエルとして迎えられているに違いない，と私が知っていること。
2. アイデンティティの主題が徐々に発達していること。
3. お城の王様宣言のあるバージョン。
4. 乳房という考えにつながる**部分対象**遊び（オン－オフゲーム）。
5. 貪欲から食欲への変化。
6. ごちゃごちゃしたことからきちんとしたことへの変化。これから出てくるごちゃごちゃしたことのテーマが漠然と現れてくること。

母親からの手紙

彼女は再び，夜はよく眠っています。彼女がセッションに関して唯一言ったのは「ウィニコット先生に，私の名前はガブリエルだよって言いたかったの。でも先生はもう知ってたの」というものでした。これを満足そうに言っていました[▷脚注2]。

母親によって書かれた両親からの手紙[▷脚注3]

私は，なぜ先生に手紙を書くのが難しいのかがわかりません。たぶん，私はガブリエルに巻き込まれて，完全には自分と切り離せなくなっているのです。でも私は，このことはおのずと解決してくれたらと思っています。

ガブリエルは，外の世界に自分なりの意味を与えることができ，また，自分が得た機会はなんでも利用して，楽しめるという意味ではとてもよくなっているように見えます。

彼女はそんなに恥ずかしがりではありません。でも，ほかの子どもたちと触れ合うことにとても

[▷脚注2] このことは，私が玄関先で，彼女の最初のメッセージを受け取ったこと，そして私が，ピグル，あるいは彼女が演じたかもしれない多くの役割のどれかと関係した名前ではなく，ガブリエルと言わなければならないと知っていたことが，いかに重要だったかを示している。D.W.W.

[▷脚注3] 電話での会話はここでは報告しない。

難しさを感じ，拒絶に苦しんでいます。彼女がとても望んでいるにもかかわらずです。彼女はそのような触れ合いにたくさんの希望を託していたために，幻滅disillusionにひどく苦しんでいるのです。

彼女は，たまに突然，攻撃をしかけること——道の真ん中で妹をやりこめたり，小さい妹がいることにはうんざりだと言い放ったり——があるとはいえ，妹とはとても仲良しです。そのような場合は別としても，何よりも印象的なことに，彼女は思いやりある理解を示すことで，妹を人として扱っています。

いまだに，私にはいくらか嘘っぽい空想に見えるものが，かなりあります。私には，どこまでが彼女自身によって取り込まれたもので，どこまでがいくらか詮索好きな両親に対する合理的で効果的な防衛なのかわかりません[▷脚注4]。

ここ数日だけなのですが，彼女は再び眠れておらず，黒ママが再び訪ねてきています。そして，ウィニコット先生のところへ行くことについて，さらに話すようになっています。彼女は毒を盛られるという考えに取りつかれているように見えます。彼女は，それを食べたらどれだけ気分が悪くなるかを私たちに話しながら，彼女が毒入りだと主張するベリーを食べました。その上，彼女は，

[▷脚注4] これは，私が黒の現象について，ずっと無知でいたこととつなげられるだろうか。D.W.W.

身体的に便秘で苦しんでいるようにも見えないのに，内側に「ブリリbrrr」がはりついてとれないと主張します。でもこれらすべてのことは，残りの夏の間は見られなかったことでした。彼女にとってあなたの電話番号を知っているということがとても大切なことでした。

　先生は娘にとても大きな変化をもたらしてくれたように思います。また，ひどく衰弱してしまうような悪循環にはまりこんでいるように思われた物事を再び動かし始めてくれたようです。さらに彼女は，スーザンが生まれる前にそうだったような，しっかりした少女であるように見えますし，どことなく連続性が回復されてきたようです。

私から両親への手紙

　ガブリエルからのハガキを受け取りました。あなた方は，また彼女を私にみてもらえたらと思っていらっしゃるようですし，私は彼女のための時間をとるつもりです。けれどもあなた方は，数週間，物事をこのままにしておくほうがよいと感じているかもしれません。その場合はどうぞ私におっしゃってください。

　私がこれまでガブリエルをみてきて，またあなた方のお便りから，彼女のことを病という観点から考えるだけではいけないと感じます。彼女には

健康な部分もたくさんあります。おそらくあなた方から私にしてほしいことをお知らせくださることでしょう。

（私はここで，新しく治療のためのケースを入れる枠がなかったという事実にまつわる私の先入観を思い出さなければいけない。しかし同時に，治療の提供とは別に，この子のなかに透けて見えるであろう発達のプロセスをあてにしない特別な理由を両親がもっているように私は感じた）

両親からの手紙

お手紙を，そして私たちが取ることができたら嬉しいと思っていた予約のご提案をいただき，ありがとうございました。

私たちも，もはやガブリエルのことをとても具合の悪い小さな女の子だと考えることはできません。彼女自身のより多くの領域が息を吹き返したように見えます。それにもかかわらず，苦悩と不安の穴がとても深くて，それは時折，彼女がすべての感情を完全に切り落としてしまうきっかけとなっているようで——そのため生活はとてもわかりやすいですが，それは二次元の生活です。

私たちが最後にお手紙したとき，彼女は，ほとんどの夏の間は，まったく問題なかったのに，その後，ちょうどまた寝つくのが難しくなりはじめ

ていました。そして今は，通常，寝る時間を過ぎて三四時間ほど起きています。

　今，彼女には，爪を切ってくれる「素敵な黒ママ」がいます（彼女が夜中苦しんでいるときに自分の顔をよくひっかいていたことを思い出されるかもしれません。最近もしていました）。しかしながら黒ママは，肉切り包丁をもって彼女の親指を切り落としにきました。でも彼女は，ウィニコット先生に，黒ママはいなくなったというつもりだと言っていました。

　現在，彼女は両親が死ぬことを非常に心配しています。しかし，彼女はこのことを非常に無感情に，うつろな感じで話します。彼女のママに対しては，「死んでくれたらいいのに」──「そうね。後悔もするでしょうね」──「うん。スーツケースに写真をいれておくつもり」

　彼女は両親の間に起こるもっともむかむかすることをほのめかします。また，母親が風呂に入るために着替えていると，それをいつも以上に見て，深くショックを受けたり，うろたえたりしました。けれども，これらはかなりよくあるこだわりのように見えますし，彼女の苦悩やその後の感情の切り離し，そして夜になるとそれらを気にすることなどは，まだ少し助けを必要としているかもしれないということを示しているように私たちには思えます。

以前お話ししたように，私たちは園のグループ保育に彼女を連れていったのですが，彼女はそこで，そうしたいと望んでいるにもかかわらず，誰とも近づくことができませんでした。「ママ，本をとって。飽きちゃうから。それに何したらいいかわからないし，それに誰のことも知らないし，それに誰にも私のこと見てほしくないの」

7回目のコンサルテーション
―― 1964年10月10日

　ガブリエル（現在3歳1カ月）は父親と一緒にやってきて，まっすぐおもちゃに向かった。私が床に座っていると，私の肘に彼女の頭が触れた。彼女は大きくて柔らかいおもちゃを手に取った。

　　ガブリエル――おうちを一列に並べて始めようか。呼び鈴を鳴らしたの聞こえた？ 私，3回鳴らしたの。ウィニコットさん，これなに？ [▷脚注1]
　　私――貨車だよ。
　　ガブリエル――そっか［そして彼女はそれをなにかとつなぎ始めた］。困りごとは全部どっかいっちゃった。だからお話しすることはもうなんにもないの。
　　私――私は何も困りごとがないガブリエルと会っているんだね。ただのガブリエルなんだね。
　　ガブリエル――私を困らせる黒ママがいたけ

[▷脚注1] ここは再び治療者ではないウィニコットを示すことで始めている。

ど，今はどっかいっちゃった。私，その
ママが好きじゃないし，彼女も私を好き
じゃない。彼女，私にわけのわからない
話をしたの。

彼女は，やや直線的なＳ字型のカーブにつなげ
た家を一列に長く並べて，両端に教会を置いた。
それから顔が書かれた電球を手に取り，言った。
「これ，忘れてた。」ここには生まれてくる赤ちゃ
んに対して怒っていることに関する何かがあった。
彼女は言った。「小さい女の子が大きい女の子と一
緒に教会に入っていくよ」。正確に記録されていな
いなんらかのプレイがここにあった。それは，犬
と牛のためになにかを中に入れること，そしてＳ
字型に曲がっているところの両端にある家を邪魔
する何かと関係していた。

　　ガブリエル──今度は線路を作ろう。

彼女は以前，紙袋に入れて持ってきた二つの石
を手に取った。そしてそのバッグには，もっと大
きな石が入っていた。それは何か黒ママに関係し
ていた。それから彼女は，その大きな石を小さい
ほうの二つと関連づけた。

　　ガブリエル──ウィニコットさん，もっと電
　　　車をもってない？

彼女はまた少し探してからそれらを見つけた。

もちろん彼女はそれらのことを知ってはいたけれども。「電車はどうやってウィニコットさんのところにきたの？」

車や道路やもう一個の石があった。彼女はそれらを一掃して，言った。「この電車がその電車を両方ひっぱるの。今度は……もっとお舟，電車」（彼女は不明瞭な話し方で独り言を言いながら，多くの音をたてた）。

しばらくすると彼女は，私を見て，反応を得ようと微笑みながら，これに取り組んだ。おそらくこれは，**彼女のひきこもった状態**のためと，彼女が，私にはわかりやすくないやり方で遊んでいたために，**何が起こっているのか曖昧であることと関係があった**。どこかこのあたりで，彼女は船のうえに電車を置いた。このおもちゃの電車は，おもちゃの船よりはるかに大きかったのだから，これはある意味ばかげていた。

> ガブリエル——私のおもちゃ，好き？　私は好き，フランスのおもちゃみたいじゃない？　私たち，フランスへ行ってたの。私，フランスで，だれにも一緒にいてほしくなかったの。

ここでは彼女は，とても小さな木製の電車で遊んでいた。そして，彼女は木の破片を手に取り，ひとつ，ふたつ，みっつと数えながら，それらを

（欄外） ここで彼女は，パーソナルな内的現実の体験を抱えていた。その内容の詳細は，曖昧にしか私には知らされなかった。

疑念；休日に関する抗議

ひきこもり状態への言及

7回目のコンサルテーション

放射状に並べた。彼女は棒きれを立てようと，カーペットに押し込んでいた。しかし，どうしても立たなかった。私は少し手伝い，その電車のあとをついていった。彼女は，台車と一体になったトラクターをほしくなかったために，それを私に向かってほとんど投げつけた。彼女は今度は，とても慎重におもちゃを並べていた。中央には両端に教会があるS字型に並んだ家があり，彼女の側には，彼女自身と，彼女を表象している多くの物があった。反対側，つまりS字型の曲線の私の側には，彼女が私に向かって投げたトラクターと，そしてやはり私自身とほかの物があった。これは私ではないnot-meものの表象だった。これは彼女が，自分自身を確立した一環として，私からこうして分離を成し遂げたことを明らかにするとても慎重なコミュニケーションだった。同時にこれは，再び侵入されることに対する防衛でもあった。そこには最後の一線を越える何かがあった。それは，彼女側から私のほうにやってきた何台かの車に関係することだった。そして彼女は「どうやるのか誰も知らない……」ことについて何か言った。

> 攻撃的な行為，攻撃衝動がだされ，私の中に入れられること。

　最終的に彼女は明らかに何かが起こっていたと感じていた。なぜなら彼女は歌い始め，そして私が彼女が内側にもっているものについて何かを言ったとき，彼女は，それらが「隠された」（私は，これが彼女自身の表現であることを特別に書き留

めた)ままだったと言うことによって，その文章を完成させたからだ。彼女は独りごとを言った。「小さい男の子は，小さい女の子と一緒に行くために小さい女の子と置かれなければいけなかったの。リチャード，私の友だち。そしてサラ」（さらにほかの数人の女の子の名前）。今は，一方の端で交わるように置かれたいくつかの家とほかのおもちゃによって二つのラインができていた。女の子のうちひとりはクレアと呼ばれていた [▷脚注2]。

　私はこれは夏の休暇と関係しているにちがいないと思う。彼女は私にクレアが住んでいるところについて話した。

　　ガブリエル――私が時々行くところ。ううん，行かない。

　彼女は，今そこでは，おたふく風邪が流行っていて行くことができないのだと私に告げた。

　　ガブリエル――だから私は行きたいけど，もうあの子たちのところに行けないの。私は会えなかったし，あの子たちは私に会いにこられなかった。私，どうしたらいいかわからない。だから私，学校に遊びにいったの。私，それが好きだった。おたふく風邪のせいで全部あべこべになっちゃった。彼らはお外にも行けないし，

検疫的隔離のテーマは，私meと私でないnot-meことの間にある防衛的な境界と同じである。

[▷脚注2] 偶然にもクレアはウィニコット夫人の名前である！

7回目のコンサルテーション

　　　　　　　　お風呂にも入れないの。行きたくても，おたふくがさせてくれないの。ママは，私が彼女から風邪をもらうんじゃないかって心配してた。だからママは「だめ」って言って，それから訊いたの。私ものすごく……どうしたらいいかわからない」

　　　私——私にはわからない［私はアイデンティティの確立に関する解釈をしていた］。

　　　ガブリエル——ねえ，あのかわいいお舟はどこ？　私，お舟たちをどこにおいたかしら？［私たちは探したがそれらを見つけることができなかった］バケツの中にあったりする？　ううん，なかった。私の汚い手を見て。［彼女は自分の手にいくつかの舟を持っていた］でもほかのはどこ？　どこに行っちゃったんだろう。ここにひとつある。私，前はお舟たちがどこにあるか知ってたの。私，前はあなたを使っていたけど，今はもうしない。私は大きくなったの。お舟たちは歩くし，話すのよ。

クジャク
Peacock =
D.W.W

　　　ここにはクジャクに関する何かがあった。

　　　ガブリエル——でも彼らはわかっていないの。それはバーbaa（羊の鳴き声）って鳴き声なの。くじゃくたちは，だめっていうみたいに，ただ頭を振るの。くじゃくたちは絶対「あらあら，どうしたの」とは言わないの。

116　　　　　　　　　　　　　　　　　　　　　　　　　　　　　　ピグル

ガブリエルは「あらあら，どうしたの」をどんなふうに使うか説明する歌をうたった。彼女はそれから，そこにある船を全部，自分の向こう側に向けながら並べた。「誰がこの舟たちで行くの？」ここで彼女は，舟に関わる歌をうたっていた。彼女は再び舟を並べ，私は木片を並べた。「私たち二人とも舟を作ったね。さあお片付けしよう。どうしてあなたは私のためにそんなにたくさん舟を持ってるの？　おもしろい」

　彼女は目の前にある向こう側に向けたたくさんの船の中で遊び続けた。遠くには同じような車の列があり，トラクターと私から彼女を分けているラインの彼女側には，たくさんのほかのものがあった。彼女の側に並べられたすべてのものは，互いにくっつかないように注意深く置かれた。彼女は歌っていた。それはさまざまな色の車を持つことについての歌だった。

防衛：生きることと死ぬことの間にある異質な内的対象たちが制御されている。

　　ガブリエル――このひもは何に使うの？　ここに置こう。

　私は，それがちょうどよくなるように切らなければならなかった。そして彼女は，部屋の向こう側まで機関車を引っ張っていった。

　　ガブリエル――ハサミはどこにいっちゃったの？［私はナイフを使ったので］。
　　私――ハサミは2階においてきたよ［私はいつ

7回目のコンサルテーション

もポケットにハサミをいれていた]。

彼女はおもちゃのところに戻っていった。

> 私——また帰る準備をしているんだね[彼女がきちんと片付けているのを見たので]。
> ガブリエル——おうちたちはどこに行ったの？[など]。

彼女は私に電車を手渡し，私にむかって物を投げ始めた。なぜなら，結局，私は境界線の反対側にいたからである。「そっちにあげる」彼女は「そっち」と何度も言った。彼女は今度は，プレイの中で，箱の中の私というアイデアを伝えていた。彼女はまた，とっておくことができる，彼女が好きなものを私にくれた。

> ガブリエル——今度また来たら，私はあなたが全部片付けちゃったのを見つけるのね。

彼女は何かから自由になったように見えた。そのため私は記録に「ついに自由に。」と書いた。それはババカーbabacarに関する何かだった。彼女は言った。「ちょっと待って。今，全部きれいにするから。ほらね」。彼女はとても注意深く車を片付けた。「私は彼らをだめにしたくないの」彼女は電車を数えた。「どれが電車には一番いいのかな」そして彼女はそれらを上手にきちんと横向きにしながら置いた。「おもちゃ，片付けて」そして彼女は石

そちら側のD.W.W

超自我の確立と受容とによって取り扱われたmanaged不安

のところへきた。「すぐに片付けるのよ, ママ。さて, これはどこにしまうの, ウィニコットさん？」また彼女は続けた。「上手に片付けて」彼女はオプトレックス洗眼瓶を使った何かの遊びをした。「誰がおもちゃの中に暗いものを置いたの？」彼女はもう少しで終わりにしようとしているように見え, ひもの束を取ってきて, バケツの中に入れた。半端なものでいっぱいになった箱があった。「ほらね。さて, これはどこにしまう？ ほら少しきれいになった」。箱が一つ残っていた。彼女はきちんとそれをしまった。「さて。今度はマットをきれいにしよう。このカーペットの生地, 本当に素敵！ 誰があなたにくれたの？ 固いカーペット [「素敵な」オリエンタルなマットの下のアゼ織り] はあんまり素敵じゃない。床を守ってるだけだもん。このマットはすごい素敵な生地。それとこっちのも [椅子のほうに行きながら] こっちも」。彼女はカウチのほうにいって, カウチとクッションの素材を調べた。彼女はさらに向こうに行ってから言った。「あと, この椅子のもすごく素敵」。それから彼女は家に連れて帰るためにパパのところへ行った。

外的対象の観察, 客観性

7回目のコンサルテーション

コメント

1. 悩みの種としてではなく，自分自身としての彼女自身。
2. 私meと私でないnot-meことに関する明確な発言。
3. 相互連絡の実験。
4. 検疫的隔離quarontine。私meと私でないnot-meことの間の防壁。
5. 片付けにおける外的対象のコントロール。
6. 外的対象に関する客観性。

いまや陽性転移が実在の（つまり，治療的ではない）ウィニコットさんと彼の部屋（妻）に対して部分的にあった。

黒の現象もまた，彼女自身の外側に実在する世界の中でのさまざまな局面をもつ対象となり始め，彼女から切り離されることが期待できる。

迫害的な黒は，組織化された防衛における，退行的に融合した残余物に属する。

両親からの手紙

ガブリエルはまたあなたに会いたがっています。彼女はお願いすることをためらっていますが，かなり切羽詰まっていると私は確信しています。彼

女は私があなたにプレゼントを贈ったほうがいいと言ってきました。彼女はまた，かつて私たちのために働いてくれた女性にもプレゼントを贈ってほしがっています。

彼女はその人のことが大好きでしたが，辞めてしまったのです [▷脚注3]。

再び，黒ママのテーマが，別の形とはいえ，不意に現れています。「私，黒ママにお手紙を書いていないの……彼女は私に，何か成長するものが入ったかわいらしい花瓶をくれたの」(Wattieさんは私たちの家政婦で，私たちみんなが大好きだった年配の女性です。彼女は，ガラスの瓶の中に球根をいれてくれたのです)。「私，黒ママが怖い。私，まだ彼女にお金を払っていないの。彼女はかわいい木でできたカップをくれたの」。黒ママに支払いをすることは繰り返し話に出されました。

ごく最近，彼女はまた眠りにつくのが難しくなり始めました。すべての人形，テディベア，そして本をベッドの上に置いておくことが必要でした。そうすると自分の場所がほとんどなくなってしまうのです。日中は，最近の彼女はまるで私たちの権威や私たち自身が無駄であるかのようにひどいふるまいをしがちです。おそらく私たちは安定感があったり，自分の権利を主張することについて

[▷脚注3] 感謝は分離，現実原則，幻滅の成果が受け入れられたことをほのめかしている。D.W.W.

少し怠けているのでしょう。だから私たちはこれを改善しようとしています。でも、ガブリエルの調子がいいとき、彼女は本当にとてもいい状態なのです［▷脚注4］。

［▷脚注4］回復しつつある病気の子どものマネージメントにおける難しさ。問題は、子どもが正常であることを基盤に安定し、行動するのはいつか、ということである。つまり、家族状況において、自発的な子どもに対して向けられる病理的な超自我から回復することである。D.W.W.

8回目のコンサルテーション
―― 1964年12月1日

ガブリエル（現在3歳3カ月）は入ってきて，こう言った。「先にこのおもちゃで遊んで，それからこっちの素敵なちっちゃいおもちゃで遊ぼう」。彼女は立派で大きなプラスチック製の兵隊を持ってきた。――「素敵。これ全部，この素敵な村に置こう」

私は汚らわしさ nastiness も存在することについて，何か言った。彼女はトラクターを取り，こう言った。「それって素敵。スーザンは犬ももらったんだよ」。彼女は何かの紐を手にとり，そのトラクターを小さな電車に固定できるんだと言った。「私たち，この電車の中に入ったよ」と言って，その電車を私たちの後ろに置いた（これは面白いことが起きているし，この素材の中に肛門期的な何かがあるかもしれない，という別の指標があった）。「ウィニコットさんはいっぱい電車を持ってるのね」。彼女は私に，紐を取り付けるのを手伝ってと頼んだ。

> 汚らわしさの否認のテーマ

ガブリエル——これ素敵。午後，ここに来れたらよかったのに。だったらよかったのにな。来るだけ［彼女は他の電車の後ろにもっとたくさんの電車を置いていた］。これ押しのけないでね，電車を。

私——ウィニコット電車はどこにいるのかな，ここなのかな，ガブリエルの内側なのかな？

ガブリエル——あそこの中［彼女は指差した］。この電車の中で，何が起こってるの？それからこれは？［彼女は客車についているフックhookを見つけた］。私が電車を置いたら——，ハ！ ハ！ ハ！ 兵隊さんを押しつぶして泣かせちゃうところだった。彼，私の家からやってくるの。あら，あそこの後ろにあるの，素敵な電車ね。ウィニコットさん，駅はどこ？［私は二つの柵を立てた］。そう，これが駅。［彼女は客車を連結させていた］。これが鉄道の駅よ。ウィニコットさんに助けてもらうの。あれは何？

私——荷物とかのためのものだよ。

ガブリエル——大きなエンジンのついた古い電車がもう一個ある。私，素敵な新しい靴を買ってもらったの。これは荷物用の貨車Truckだね。これ，続けた方がいい［と，彼女は貨車と荷物を並べていた］。スーザンってすごく嫌な子nuisanceなの。シグゾーパズル。あの子，寄ってきて邪魔

する。私が何度も何度も押しのけても寄ってくるの。スーザンは嫌な子。スーザンが大きくなったら私がしていることができるようになるよね。あの子，私に近寄って邪魔するのをやめないの。私，近くに寄ってきて物を取っていったりしない，新しい赤ちゃんがほしいんだけど。

私は彼女を黒くすることについて，何かを言った。

> ガブリエル――ううん，それがあの子を泣かせるの。そしたら私が大きな声で叫んで，すごくイライラして，もっと大きな声で叫んで，それであの子もまた泣いて，そうしたらママもパパもイライラするの。あの子，キコKikoみたい，それってフランスにいる野生の熊なんだけどね。前に彼らはKikoみたいな熊を追い出したstart[▶訳注1]。優しいママキコKikoがいて，赤ちゃんは檻の外にいたんだけど，ママキコKikoは檻の中だったの。彼女，ママの中にいる赤ちゃんみたいにとっても大きかったの。赤ちゃんKikoは檻の中にいなかった。サルはいるし，ライオンや熊も。

> 私――他には？

> ガブリエル――牛とキリンは違うの。蛇はいた。犬はね，私はそう思う，ううん。猫も。私たち，黒猫を手に入れたの。毎晩

［▶訳注1］宿すという意味もある。

私に会いに来るよ。私はそのアパートに行くの。そこに黒猫がいるの。私は彼を撫でたの。時々私の家にいるの。ママが，何か食べるものをあげるの。これは何のためのもの？［それは家の方に曲がった先端だった］。どうしてこれってこんな風なの？　曲がった木でできてる。

> 私──曲がった男が作ったんだ［私はその童謡に思いを巡らし，その考えを思い起こした［▶訳注2］。

　この時彼女は，そのプラスティックの人形を食べていた。彼女が私を食べたいので，その男性を食べているのだと私は言った。

> 私──もしあなたが私を食べたら，それはあなたの内側に私を持っていくことになるから，そうすれば行ってしまうことが気にならなくなるだろうね。
> ガブリエル──彼はどこに座るの？　この小さな家には入れるね。この曲がったの

［▶訳注2］童謡は以下のもの。

	日本語訳
There was a crooked man	あるところに歪んだ男がいました
And he walked a crooked mile	曲がりくねった道を歩いていると
He found a crooked sixpence	曲がりくねった6ペンスを見つけた
Upon a crooked stile	それで男は歪んだねずみを捕まえた
He bought a crooked cat	歪んだ猫を手にいれた
Which caught a crooked mouse	そしてみんなでいっしょに
And they all lived together	歪んだ小さな家で暮らした
In a crooked little house.	

じゃなくて，こっち（教会）かこっち。これは特別素敵だね。

彼女は子羊の上に座った。電車のそばにある兵隊を，彼女は見続けていた。

> ガブリエル——これはおバカな犬（子羊）だよ。誰が彼の首にリボンを結んだの？ かわいい。私も結べるよ，でも赤ちゃんはできない。スーザンにはできない。私，ときどき小さいドレスを私の赤ちゃんに着せてかわいらしくするの。そして一緒にお買物に行くの。あ，これやったの誰？ ［別の柔らかいおもちゃ，フォーン faun］。これ，立たないの。ううん，立つ。素敵な犬だね。

彼女はその動物たちのバランスを取っていて，私たちはお互いに吠えたりウーウー woof-woof と言ったりしていた。私は彼女と Sush baby について，何か言った。

> ガブリエル——スーザンがイライラしてたの，知ってる？ ［そして彼女はいらいらするような音を鳴らした］。あの子，ほんとにイライラして泣くの。私はちょっとイライラすると，ちょっと泣くの。私，夜は指を口にくわえて泣くの。口を開けて泣かなきゃいけない。これは何についているの？ たぶん，小さな車から外れた小さ

8回目のコンサルテーション

な車輪だね。このバケツはここになきゃ。これって素敵なおうちだね。私，この犬に小さなおうちを作っているの。この家全部，犬たちのものだよ。家の中で喧嘩するの。別の犬がやってくる。ここにもう一つ家がある［それは独立した家だった］。

　私は，彼女とスーザンが喧嘩をするので，別々の部屋か別々の家を必要としていることについて話した。

> ガブリエル──私が大きくなったら，ママが年をとる前に私が年をとるの。これは何のためのもの？［彼女はもう一度青い洗眼瓶を手に取って調べた］。ママが年をとると私も年をとるよね。これを小さなおうちにしよう。ほら，犬がみんな来る（つまり，それぞれが家を持っている），それで，喧嘩しないのよ。いつもは喧嘩して吠えて，すごくうるさいの。パパは私に行って欲しがっていると思う。
> 私──でもあなたは怖いの追い払っちゃったんでしょ？
> ガブリエル──私黒いスーザンが怖いの。だから私はあなたのおもちゃで遊んでいるのよ。スーザンが大嫌い。そう，あの子が私のおもちゃを持っていっちゃう時だけ，大・大嫌い［このW先生の家では，彼女はおもちゃを使う権利を持っていて，スーザンは排除されていることを暗に示してい

不安の内容：おそらくは妹の憎しみ

ピグル

　　　　る〕。これ，とってもかわいいお家だね。
　　　　スーザンは素敵な服を着ると，とっても
　　　　かわいいんだよ。そんな時はスーザンは
　　　　こんなお家が大好きで，それでスーザン
　　　　が何をするか知ってる？　私のこと大好
　　　　きなときやってきて，かがんで，あーっ
　　　　て言って，私にキスするの。ママは町に
　　　　お出かけする準備をしているときはご機
　　　　嫌で，そのときスーザンが私のこと大好　　アンビバレンス
　　　　きなの。　　　　　　　　　　　　　　　が保持されてい
　　　　　　　　　　　　　　　　　　　　　　　る
　　私──あなたはスーザンが大嫌いだし，大好
　　　　きなんだね。どっちも同時に思うんだね。
　　ガブリエル──泥遊びするとき私たち二人と　泥は大便，すな
　　　　も真っ黒になる。二人ともお風呂に入っ　わち，融合した
　　　　て，二人とも着替えるの。そうすると，　愛情
　　　　時々，ママは自分が泥まみれで，スーザ
　　　　ンもそうだと思うの。私はスーザンが好
　　　　き。パパはママが好き。ママはスーザン
　　　　が一番好き。パパは私のことが一番好き。
　　　　パパにまだ帰りたくないって言いに行こ
　　　　うか？　ドア開かないよ。あっ，開いた。

　彼女はパパのところに出て行った（開始から40
分）。そして戻ってきて言った。「ウィニコットさ
ん，時間は？」私は告げた。「あと5分。ドアをバ
ンってして」（彼女はそうした）。「何からやろうか
な？　私，いっぱいお洋服着ているよ」（と一枚一
枚数えた）「暑すぎる。まるで……」（彼女はこれを
何度も繰り返した）。「スーザンは脱ぎたいときに脱

8回目のコンサルテーション

いじゃうんだよ［彼女は紐を持ってきた］。これ電車につけられるかもね。遊びたいときは，リンガーリンガーローズ［▶訳注3］をするの。これ，つけて（私はそうした）」「これ，切れるかもね。切って！（私はそうした）ありがとう，ウィニコットさん」

彼女はその電車と紐で遊んでいた。「あっちの方がいい，それは小さすぎる。私，ちょっとかがまなきゃなんない」。彼女は私に，自分が乗ってきた現実の電車について話してくれた。それは，何かとてもとても丈夫な紐で動かされているに違いない，と。

> ガブリエル──遊んでちょうだい，……［兵隊のための，1台のカート cart があった］時々スーザンは物をひっくり返すの。私はそれにイライラしないよ（電車をどける）。あっ……，これ私に片付けてほしい？［あきらかなヒント］
>
> 私──私にまかせて。

ガブリエルは父親と一緒に帰って行った。**取り散らかってとごちゃごちゃした状態を私に残して。**

［▶訳注3］リンガリンガローズはマザーグースの中の歌。手をつないでまわりながら歌う。

［日本語訳］

Ring-a-Ring-o' Roses

Ring-a-Ring-o' Roses,	バラの花輪だ手をつなごう
A pocket full of posies,	ポケットいっぱいの花束で
Atishoo! Atishoo!	ハクション ハクション
We all fall down.	みんな おっこちた。

ピグル

彼女が以前，注意深く片付けて，ごちゃごちゃを否認していた時と，これを比べてみてほしい。ガブリエルはいまや，ごちゃごちゃや，汚さ，内側のもの，自制できなさや狂気に対する私の寛容さに次第に信頼を育てつつあるようだった。

コメント

1. キーワードは，素敵nice，不快さnastinessの兆候である。汚らわしさnastiness＝攻撃的排除と与えることを愛することの融合＝その受け取り方による。
2. 結合とその結果による，喪失を扱い始めたこと：内的対象についての不安と支持。防衛：自己の外側の装飾（リボン－首；ribbon-neck）
3. 本質的に異なるものからいくつかの内的対象を自由にすること（防衛－前回のセッションを参照のこと）
4. アンビバレンスと泥。
5. 初めてごちゃごちゃmuddleを私に残していった。

父親からの手紙

家までの帰り道，ガブリエルは長い時間，「小さなババBaba」でした。彼女は親指を口に押し込んで，「ブッバーb-ba」と言うだけでした（今や彼女

はたくさん親指を吸います。これはスーザンが生まれた時に始めた行為でした）

家に着くと，彼女はスーザンに会いたがり，寝ていると知るとなきそうになりました。そして彼女は，昼食の席に就く前に，ジグゾーパズルをするんだと言い張りました。それをはめ合わせることが，彼女にとって大きな意味があることのようでした。

今朝，黒スーザンの夢を見た，と，彼女は震えながら目を覚ましました。黒スーザンは，「私をクタクタにさせたいんだよ，泣いて私を眠らせようとしない」と。

両親からの手紙

あなたがガブリエルにお会いになる前に，ひとこと，お伝えします。

二三日前に彼女は「私は黒ママにお金を払ったの」と言い，それから一度か二度その話を繰り返しました。

(母の覚書)「黒ママにお金を払う」ということばを聞くといつも私は心配になります。彼女が黒ママを静かにさせて置き，そしてそのお返しに黒くされないように，貴重なエネルギーを使い，彼女の一部を使っているのに，これがどのくらい黒ママの怒りを鎮めることになっていたのか，私に

「お金を払った」は以下を意味する；「私は泥と大便とごちゃごちゃを置いてきて，それは受け入れられた」

はわかりません。そして，ひょっとしたら，そういったものが，良いと黒いの間の混乱に対して，もしくは実際の混乱の中で，固い防衛を，引き起こすかもしれないと思っています。

黒ママは静まりました。しかし，それでも彼女は少しも早く眠りに就こうとはしません。彼女は今や黒スーザンに悩まされています。私のことが好きだけど自分は黒いからと，夜私のところにやってきます。

実際には，スーザンはガブリエルにとても優しいのですが，何かをほしがる時にはとても強引です。彼女（スーザン）は無慈悲に侵襲的になりかねないのです。

母親からの手紙

ガブリエルは何度かあなたに会いたがりました。彼女は目立って調子よくなってきていますが，ごく最近，また夜に悩みはじめ，そして日中にはあまり彼女らしく見えないときもあります。

彼女は，スーザン（彼女の妹の名前です）と呼んでほしいと，自分の名前で呼ばないでほしいと，せがみ続けています。そして彼女は自分の親指をしゃぶり続け，どこかぼんやりしてものごとへの興味を失っています。彼女は昨日の真夜中にも，私をまた呼びました。「何を心配しているの？」

——「私のこと。私を死なせなきゃいけないんだけど、そうしたくないの。だって私、とってもきれいだもの」

彼女はまた、私に死んでほしいということ、そして父親と一緒に寝ることについても話しました。「それからね、『でも、**このママだけほしい**』って思うんだ」

彼女はスーザンをあなたのところに連れて行きたがります。「だってウィニコット先生は赤ちゃんをとってもよくする人だから」です。

彼女が、たとえばお絵かきのようなことをやっている時、すぐに弱気になってすべてをぐちゃぐちゃにします。彼女はきれいにすることと良くすることが大好きです」

ウィニコット先生から両親への手紙

ガブリエルにすぐに時間を提供できないことを心苦しく思っています。この期間、私はとても大変なのです。すぐに会うことはできなくても、私は彼女に会うつもりでいることを、できれば彼女に伝えていただけませんでしょうか。私が忘れてしまったと感じたら、どうぞ遠慮なく電話なりお手紙なりをください。ガブリエルによろしくお伝えください。

両親からの手紙

　ガブリエルはとても切羽詰ってあなたに会いたがっていて，最近非常に落ち込んでいるようなので，あなたにお知らせしたいと思いました。

　別の日の夕方，「これ以上待てないから」といって，あなたに会いに行くためのロンドン行きの夜行列車を探してきてと言いました。

　彼女はますます，眠りたがらなくなっています。彼女が教えてくれた理由は，大きくなりたくない，大人になって赤ちゃんを持たないようにということです（これは態度の変化です——以前彼女は赤ちゃんを欲しがっていました）。けれども最近になって，「私生きてるって感じたいの」と言って寝たがりません。

　彼女は絶えず親指をしゃぶり，大抵は悲しそうで緊張しているように見えます。彼女は朝とても早く起きて，夜には「黒ママ」の心配をしています。

　私たちはガブリエルに，あなたにお手紙を書くと約束しなければなりませんでしたし，彼女のために何かしなければならないとも感じています。ガブリエルが切羽詰ってあなたに送りたがっていた，今朝描いた絵を同封します。

両親からの手紙

　あなたにガブリエルのための時間を割いていただけると知って，私たちはとても安心しています。あなたに会いに行くと言われて，彼女はずいぶん変わったようです。「じゃあ心配なこと全部なくせるね——あんまりたっぷりとは時間がないけど」。彼女はその朝ずっと，親指を吸うのをやめていました。

　ガブリエルについて私たちが抱いている，ある特別な悩みをお伝えしたいと思いますが，それをどのように書けばいいのか，よくわかりません。彼女はアイデンティティの問題に直面しているようです。彼女は，スーザンのお尻を噛んでいないときっぱりと否定したりして，自分自身との関係を認めません。そうでないときには，自分はスーザンだ，といって，自分の名前で呼ばれることを拒み，床に水たまりを作ってめそめそしたりします。

　彼女はまた驚くほど成熟しているように見える一面も持ち合わせています。彼女への私たちの反応のせいで，異なる側面を一緒にすることが彼女にとって難しくなっているかもしれません。

　彼女はひどく咳をしていて風邪をひいています。あなたのところにお連れするのに大丈夫だといいのですが。

母親の覚書

　どうして彼女がそんなアイデンティティの問題をもって、ピグルではなくて、ママやスーザンにならなければならないのか、私には全然わかりません。**自分**の鼻を拭くときに、彼女は**スーザン**の風邪について話します。そして、彼女が自分の名前に応えているときでさえ、**彼女**にご機嫌はいかが？　と尋ねても、**スーザン**がどうなのかと話そうとしたことを思い出しました。これはあなたのところから早々と帰ろうとすることとつながるだろうかと、そして「W先生の中に悪い悩みを置いて、良い悩みを取ってくるの」というようなこととつながることなのだろうかと思っています。

9回目のコンサルテーション
――1965年1月29日

　ガブリエル（3歳4カ月）は，父親を待合室に行かせて，自分は部屋に直行し，おもちゃのところに行った。

　　ガブリエル――これ前に何回か見たことある。[小さなおもちゃが雑多にごちゃごちゃある中から，柔らかい動物の一つを取りながら。いくつかの電車を手に取りながら]これはこの貨車にぴったり合うね。ときどきスーザンは朝興奮するの。「スーザンが騒いでいるよ！」って，私，大人を呼ぶの。あの子，「お姉ちゃん，起きてる」っていうの。あの子，夜中にママやパパを起こすの。小さなモンスター。ママ！　パパ！　あの子，夜，哺乳瓶がなきゃいけないんだよ！[ほとんど，彼女自身の代わりにスーザンのことを伝えている]

　この時ずっと，彼女はおもちゃで遊んでいた。「これ，何もはまるものがないね（フックのない貨

車を私に見せながら)」。「これ，みーんな，素敵だね……」。彼女は雑多にごちゃごちゃある中から何かを取り出した。私は「洗眼瓶だね」と言った（それは彼女がずっと興味を示していた，オプトレックス社の青い洗眼瓶だった）。彼女はバケツから物を取り出した。彼女はひどい風邪をひいていて，ティッシュをほしがったので，取ってやった。しかし彼女の会話の中では，このことは全部，貨車についての話と混同された。鼻を拭きながら，彼女は，「スーザンはひどい風邪なの」と言った。

> 私——私は明日，くしゃみを**する**と思うな。
> ガブリエル——あなたは明日くしゃみする。
> 　　そうだ，ウィニコットさん，これをここにくっつけて。

私は，彼女が，たくさんのパーツから，何かを作ろうとしているのだということを，彼女に指摘した。そしてそれは，スーザンやウィニコット，ママ，パパから一つのものを作るということを意味していた。これらは彼女の内側にある別々のものだったが，彼女はこれらを一つのものへとまとめることができなかった。彼女は電車を押しながら歌っていて，木製の蒸気機関車の一つにぐるぐると結びつけられた紐をつかんだ。彼女は束について何かを言い，私に手伝わせた。

全体対象についての概念の発達

ガブリエル──紐の切れ端。くっつけて［彼女は独り言を言っていた］。スーザンは本当に小さなモンスターってことにしよう。ヒッカバウトHickabout夫人って呼ぼう。サイモンとキッカバウト王様[▷脚注1]King Kickabout Round, 炭火のまわりぐるぐると──栗の木を燃やす女の子。長い時間かかってる［明らかにスーザンについての父親からのコメントである］

　黒ママのこと。彼女毎晩やってくるの。私，何もできない。とってもやっかいなんだ。私のベッドに入ってくる。触らせてくれないの。「だめ，これは私のベッド。これから私のものになるんだから。私がここで眠るんだよ」。パパとママは別の部屋のベッドにいるの。「だめよ，これ，私のベッドよ。だめだめだめ！　私のなんだから！」そう黒ママが言うの。紐で遊んでいる誰かさん。二人のわんぱく小僧。［再び，明らかに二人の子どもについての誰かからのコメント］パパは私がひどいvileって言うかもしれない。

私──ひどいvileって？

ガブリエル──お行儀の悪い人naughty。私，ときどき，お行儀悪いの。［ロンドンへの

[▷脚注1] **童謡：老サイモン卿，王様**
　　　　青年サイモン卿，従者。
　　　　そして老ヒッカバウト夫人が，
　　　　キッカバウト氏を蹴った
　　　　炭火のまわりで

電車での旅についての何かがここにはあった]私たち,地下に行ったんだよ。見て![彼女は柔らかい動物のおもちゃをつかんでいた]スーザンはガブリエルがロンドンに行くのが悲しかったの。あぁ。[一本調子の声で]おねえちゃんはいつ帰ってくるの? あの子,おまるを使う時,手伝ってって言うの。今朝私,トイレを開けたんだよ。私についてきて,うんちするからって何かを脱がせて欲しがるの。私,毎晩とっても心配。黒ママのこと。私は自分のベッドがほしいの。あの人はベッドを持ってないの。レインコートがないから,私濡れちゃうの。あの人は自分の娘たちの面倒はみないの。

私──あなたは自分のママについて話しているんだね。どれほど彼女が,あなたの面倒の見方がわからないか。

悪い母親からよい母親を分裂させること

ガブリエル──ママは知ってる。これは,とっても怖い黒い顔をしたママのことよ。

私──あなたは彼女が大嫌いなの?

ガブリエル──私に何が起こっているのか,わからない。ひどいんだよ,私,黒ママにベッドから無理矢理出されるの。それほど素敵なベッドを私は持っているのよ。「ちがうよ,ピグル。あんたはそんな素敵なベッドは持ってないんだよ」[ここで彼女は経験の「中に」いた],「違うよピグル,あなたは素敵なベッドなんて持ってない

んだよ」。あの人はママに怒っているの。
「あんたはこの恐ろしい女の子のための恐
ろしいベッドを持っているのさ」。黒ママ
は私が好きなの。私が死んでいると思っ
ている。ぞっとするわ（曖昧にならざるを
得なかった）。私に会いに来るなんて、く
だらない。あの人は子どもや赤ちゃんの
ことを知らないのよ。黒ママは赤ちゃん
について知らないの。

私——あなたのママは、あなたが生まれた時
に赤ん坊について知らなかった。だけど、
スーザンの良いママになるように、あな
たが教えたんだね。

ガブリエル——スーザンは私が買い物に出か
けるととっても悲しそうなの。私が帰っ
てくるとうれしいんだよ。あー、ママ、
ママ、ママ！ ［彼女はこれをすごく悲しそ
うに言った］。私は悲しくて出て行っちゃ
うときにキスするような素敵なおねえ
ちゃんはほしくないの。あなた、後ろに
おもちゃもっているでしょ。それ、出す
の難しい。ここにいくつかお家がある。
スーザンは夜一度私を起こすの。

私——ああ。なんて迷惑な！

ガブリエルは機関車といくつかの貨車をつなげ
ようとした、しかしどうしてもぴったりはまらな
くて、難しかった。このとき、何かをしているか
しばらくはっきりしなかった。私はこの時、何も

自己と良いママ
の接触の体験
（赤ちゃんの妹が
来る前）は、い
まや失われた。
喪失の体験、良
い体験の記憶

9回目のコンサルテーション

明確なことが進行していないので，うとうとしてしまったかもしれない（ここでの記録が不十分であり，これは私自身の問題を示唆している）。彼女は電車，車輪について何かぶつぶつ言った。「寒い。私，手袋持ってた」。ここでの私の引きこもりについて考慮しなければならない。これ自体は，ガブリエルの引きこもりによるはっきりしない素材と関係していた。ある意味，私は彼女の投影を「受け取って」いたし，彼女の気分を「捕まえて」いた。ここで私は，自分が眠かったとはっきりと書いてあったが，もし何かが進行していたとすれば，どうあろうと私は目を覚ましただろうということに疑いはない。黄色い電球にトラを描いて，と彼女が私に言ってきた時に，このぼんやりした時間は終わりを告げた。

> **ガブリエル**——それ，かわいい。これ前に見たことある。パパに見せてこよう。ずっとママは赤ちゃんをほしくなくて，それから男の子が欲しかったんだけど，女の子が生まれたの [▷脚注2]。私たちが大きくなったら，男の子を持つことになる。私とスーザンがね。私たち，結婚するパパみたいな人を見つけなきゃね。ブーツがある。ウィニコットさん，私が何て言っ

[▷脚注2] 母親の覚書：ガブリエルが生まれた時は，男の子か女の子かについて私は気にしていなかったこと，そして女の子ができてからは，すなわち，スーザンが生まれる時には，私が男の子を欲しがっていたことを，彼女は知っていた。

たか聞いてた？　私，荷物用のかわいい
　貨車を買ったんだ。

　私はここで，エディプスの三角形において，スーザンに対して彼女自身が男の子の立場にあることを取り扱う解釈を何かした。彼女は続けた。「これは私のベッドだから，ウィニコットさんのところに電車で行けないの。ちがう，あなたウィニコットさんのところに行きたくないの。彼は悪い夢について本当はよく知っているよ。ううん，知らないよ。いや，知ってるよ。ちがう，知らないよ」（これは彼女自身と，彼女の別の一面との間の会話だった）「彼は私に彼女を追っ払ってほしくないの」

　私は夢として黒ママについて語った。黒ママは夢を見ることに付随していること，そして，起きている時には，黒ママと現実の人々との対照的な観念があるということを，ガブリエルにかなりはっきりとわからせるようにと努めながら。内的現実，つまり妄想的な「実際の」内側のかわりに，夢について私たちが話すことができる時が到来したのだ。

　　ガブリエル——私は銃を持って横になって
　　　じっとしてたの。彼女を撃とうとしたの
　　　よ。彼女すぐに行っちゃったの。みんな
　　　が私に何をするか，あなた知っている？
　　　私眠ってたの。話せなかった。ただの夢
　　　だったの。
　　私——そうだね，それは夢の中に黒ママが出

9回目のコンサルテーション

てくる夢だったんだね。

私は，その悪い母親が，現実の人であってほしいのか，夢の中の人であってほしいのかを尋ねた。

> ガブリエル──テレビで銃を撃つ人が出てるの，知ってる？（彼女はここで，小鹿のおなかにある穴に，何度も自分の指を突っ込んで「撃った」）。何でそんな面白い音するのか不思議だった。誰かがこの中に藁を詰めた。この女の子泣いている。赤ちゃんをつくる準備ができていないのよ。あなたに送ったカード，受け取った？　何か意味あるわけじゃないけど。私が何もらったかわかる？　ドミノを持っているの，何のかというと……（彼女はそばの男の赤ん坊に名前をつけた。彼女は船で遊んでいた）。誰かが銃で撃ったから，彼らは立てないの（彼女は緑色の貨車を手に取った）。これ，素敵な色ね。（彼女は音楽的な雑音を立てた）。スーザンは時々私をくすぐるの。

ガブリエルはこの時何か，「ギャグガグーレ Gaggaagur」のようなことを何かを言った。これは彼女とスーザンの間の会話に関係があった。「これは何？」（それはフェンスの一部だった）。「ウィニコットさん，私，もうここにそんなには長くいられないの。だから別の日に会ってくださる？」

彼女が，私がずっと眠かったことが不満だった

<small>まだ明らかになっていない主題と関係した不安</small>

のだと考えるのは容易いだろうが，実際は，すべてのエピソード（私の眠気を含みさえする）は，ガブリエルのひどい不安と関係があり，それが明確なコミュニケーションを不可能にしているようだった。**不安は確実に，黒ママの夢と関係していた。**私はここで夢について尋ねると，彼女は言った。「彼女が死んでいる夢を見たの。彼女はいなかった」。この時点で，彼女は，それが何を象徴するにせよ，非常に重要な意味を持つと私が確信する何かを行った。このセッション全体の質が変化した，という事実から，私はこう言えるだろう。まるで，これが起こるために，他のことすべての発展がずっと差し控えられてきたかのようだった。彼女は青い洗眼瓶を手に取り，口に入れたり出したりしながら，しゃぶる音を立てていた。そしてそれは，彼女が，汎化されたオーガズムに非常に近い何かを体験していると言えるかもしれない。

> ガブリエル —— 私は彼女が大好きよ。バーBaah。これ素敵。誰がママを撃ったの？テディ，銃を持ってたけど壊れてる。黒ママは私の悪いママなの。**私，黒ママが好きだった**［これは遊びの形で報告された夢であった。彼女はかわいらしい貨車について話し続けた］，遊びを続けよう。

このとき，私は帰る時間だよと言った。言い換

分析的設定での子どもの全体的な行動に関する体験において，これは重要なことである。

いまや黒は，前アンビバレント期の，輝いていたり，純白だったり，理想的なママの否定になる。つまり，つまり主観的対象としての母親の否定である。

9回目のコンサルテーション

えれば，このセッションの間に何らかのやり方で不安が克服されてきた——，つまり，アンビバレンスの達成という，新しい段階。

　この日の夕方，両親は，ひょっとしたら私が報告したいかもしれないことを尋ねに電話をかけてきた。そして，セッションは理解しにくかったが，すべてのことが，ママが撃たれて死んだ場所に繋がっていたのだと私は話した。この設定では，黒い母親は失われていた良い母親である。洗眼瓶とオーガズム的な体験という出来事は，明らかに良い母親とともに失った彼女自身のオーガズムの能力に加えて，失われた良い母親を発見した場所のように見えた。

覚　書

　アンビバレンスの中で，興奮しながらガツガツ食べられて，撃たれもした，現実の母親についての想起がいまやここにある。その母親は，より原始的な分裂を，互いに関係する良い母親と黒い母親との分裂に置き換えている。後者の分裂は，主観と，客観的に知覚されたものとの間の分裂のおかげである。

　何日か後，両親は子どもの非常に大きな変化を報告するために電話をくれた。彼女は，「より豊かで，真心のある子ども」になっていた。彼女はい

まや,妹と一緒に遊んでいたし,それほど悩まされてはいなかった。この結果,妹はそれほどひどく彼女を攻撃しなくなっていた。彼女は母親に愛情深くなり,以前よりも一緒に遊ぶことができていた。彼女は自らこう言った。「私,悪い悩みを取り出してウィニコット先生に渡して,良い悩みを取り入れたの」(新たなアイデンティティの分離を果たしたことを活用している)

　この改善は3週間続いた。それからまたこの子どもは,黒ママについて悩み始めた。この3週間ずっと,非常によくなっていたので,両親は勇気づけられていた。この子は体の病気にはなったが,それにもかかわらず,かつてよりもずっと生き生きとし続けていたし,妹とも一緒に遊んでいた。彼女は,「ウィニコットのお誕生日はいつ？　プレゼントを送りたいの,でも包んじゃだめなの」とよく言っていた。彼女は一度,母親にこう言った。「イライラすると黒ママになるのね」。しかしながら最深部では,黒ママは,良い,または主観的な元のママである。

包まれることは防衛機制によって曖昧にされることを意味しているだろう。引きこもっているときの彼女のプレイが意味しているように。

9回目のコンサルテーション

コメント

（ひどい風邪）

1. 内的対象との困難，あるいは，内的な心的現実という視点から見た，彼女が現在体験している対象との困難。
2. 黒ママ：ベッドを巡ってのライバル，「ひどいvile」という概念。
3. 分裂排除された母親としての黒ママ。それは赤ん坊を理解しない母親であるか，とてもよく理解するがゆえに，彼女の不在や喪失がすべてを黒くしてしまうママ。
4. 黒ママの中の肯定的要素。「ママ，ママ，ママ」の中にある悲しみ＝記憶。
5. 面接中の，ドルドラムDoldrumsの領域[▶訳注1]：相互の。
6. いまや夢という点から見た黒ママ：もの想いreverie。
7. オーガズムの性質を伴うエロティックな口唇的体験へと変化する記憶。
8. **最愛**の黒ママの死（射殺）。これは失われた母親に関する怒りである：怒りを組み込んだ別のものを伴う。
9. W先生へのプレゼント――包まれていない

[▶訳注1] 無風状態。やや抑うつ的になっている状態。ウィニコットは青年期の憂うつな状態をそう呼んだが，ここでは，内側で行なわれている作業のために相互に抑うつ的になっている。

——すなわち，開かれていて，わかりやすくて，明瞭な（赤ん坊）。

母親によって書かれた両親からの手紙

　ガブリエルは，会ってほしいという手紙をあなたに送ってほしがっています。彼女はあまり理由は言いませんでしたが，急を要しているように思われます。彼女の要求は，私の誕生日の夕方に現れました。自分の誕生日ではないことに彼女はとても苦しんでいるようでした。とはいえ，彼女はその要求が通るようにと，できる限りのことをしました。彼女は何度も私のもとに来て，私を本気のふりをして叩き，「私の誕生日だから」と，彼女は眠れませんでした。

　前回のあなたとの面接以来，彼女は非常に調子が良いように思われました。彼女は以前よりももっとたくましく，確信を持っているという印象を与えます。

　ご報告で私が唯一思い浮かぶ否定的なことといえば，親指しゃぶりと，大人の中にいる時に，大抵は興奮した状態で，早口でちんぷんかんぷんなことを叫んで自分に注意を引こうとすることくらいです。子どもと一緒のときは，彼女は恥ずかしがり屋さんです。

　赤ん坊の妹と一緒のとき，彼女は寛容で分別が

対象とのオーガズムの体験につながる親指しゃぶり

あり，それは時には私が恥ずかしくなるくらいです。

今回，私はあなたに，本当に重要なことを何もお伝えしていないと感じています。彼女自身の人生は大変プライベートなもので，彼女自身の内側で生きられています。

（この手紙を書いていると，ガブリエルが2枚の絵を送るというので，一緒に同封しました。その封筒には，「愛するウィニコットさんへ」と書かれてありました）

母親からの手紙

ガブリエルは決して，彼女がかつて彼女のいたところに戻ることはありません。時にはある種彼女の固い決意によって獲得されたもののように思えますが，彼女は以前よりもずっと一つにまとまっているように思えます。

彼女は，あなたに急いで会いたがっていました。「どうやったらウィニコット先生のところに赤ちゃんを連れて行けるの？　スーザンを連れて行きたいの」。ガブリエルの一部がどの程度スーザンになっているのか，私たちにはわかりません。彼女自身のことを聞かれた時でさえ，彼女はいつもスーザンのことについて，特にその図太さやんちゃnaughtyなことについて，話しています。

もしあえて私が彼女について心配なことを探してみれば，しょっちゅう，悲しそうに親指しゃぶ

りをしていたり，理不尽な破壊性を暴発させたりすることを，見つけることもできるでしょう。妹とは異なり，彼女は決して，よくあるような破壊性は示しません。彼女は，自分自身のものには，それらをより分けたり洗ったりして，細心の注意を払います。破壊性は突然彼女を襲うようです。彼女が物を粉々にしたり引きちぎったりするとき，明らかに激情に駆られてではなく，固い決意を持っているようです。

しかし彼女は，かつてそうだったよりもずっと，創造的に遊びもします。

分裂排除された，一つにならないアグレッションに取りつかれている

10回目のコンサルテーション
――1965年3月23日

　ガブリエル（3歳6カ月）は父親に連れられてきた。私は彼女を少し待たせた。彼女は繰り返し言った。「自分のお人形さんのところに戻りなさいよ」。彼女はいつも通り，床の上で彼女と私の仕事にとりかかった。そのあいだずっと，ぺちゃくちゃおしゃべりをしていた。そこには次のようなことについての何かがあった。「電車の中のスーザンの本。私の大好きな本なの。ナタリー・スーザン。かわいい名前。イタリア人よ。私はデボラ・ガブリエル」

　彼女は，これらの名前の発音を楽しんだ[▷脚注1]。彼女はおもちゃに囲まれて，その中の一つを手に取って「いったいこれは何？　こんなの，私今まで……」と言って，貨車を連結していた。「おもちゃ，たくさん。あら，なんてたくさんのおもちゃ」（最初の訪問から，すでに報告したオプトレッ

[▷脚注1] 最後のセッションの対象をオーガズム的に口にすることを参照のこと。

クス社の洗眼瓶以外，私はひとつもおもちゃを追加していなかった）。

彼女は独りごとを言い，とても満足していた。「いったいぜんたい……」と続けた。別の電車を取り上げて，客車を連結していた。

私はここで，彼女が彼女自身と私自身を連結している，とコメントした。

> ガブリエル——電車の中……リンゴジュース……，みんな一緒で，電車の中で，すごく楽しかった。長い長い電車があったの。これ，長い（と，その長さを表現するのに，腕を波打たせた）。
> 私——長い距離っていうのは，今回と前に来たときの間の時間と関係しているし，私が生きているのかどうか，ガブリエルが見つけ出すのに長い時間がかかったということだね。

これは彼女に，何らかの手がかりになったようだった。

> ガブリエル——誕生日，いつ？　何かプレゼントをあげたいの。

この設定で，私は誕生と死の繋がりという考えが準備できていた。

> 私——私の死ぬ日については，どう？
> ガブリエル——あなたにあげられるものを見

てみましょう。ママはフランスに手紙を
　　書いた――届くまで, 3時間, まる一日,
　　かかる。
私――もし私が死んじゃったら, もっと長く
　　かかるね。
ガブリエル――あなたは死んじゃっているか
　　ら開けられないでしょうね。こわい。

そして彼女は, 何か弾丸について, 紐のついた包みについて何か言った。それを下に置くと爆薬が出てくる, とても危ない, 蛇に咬まれたらただ死ぬだけ, と。彼女は死のテーマをいろんな方法で続けた（正確には記録されていない）。

ガブリエル――怖い。蛇は恐ろしい。でも, 蛇
　　を傷つけたときだけ。そしたら咬んでく
　　る。前にママが動物園に行って, オウム
　　が1匹いて,「こんにちは Hullo daring」っ
　　て言ったの［これを彼女はオウムのような
　　とてもおかしな調子で言った］
私――その動物園に, なにか別のものがあるっ
　　て言っているんだね。蛇のように。
ガブリエル ―― パパに「これって毒があ
　　る？」って聞いたの。手を伸ばしてなで
　　ようとしたんだけど, パパが私を引き離
　　した［ここには小さな女の子についての何
　　かがあった］。顔を見たら, あの子は幸せ
　　だといえると思う。
私――あなたは幸せな女の子なの？

口唇的サディズムアンビバレンスに関する報復的対象に関する考えを処理する

10回目のコンサルテーション

ガブリエルは，スーザンについて何か言った。

> ガブリエル──私，何かを作っても壊したくなるの。でもあの子はしたがらない。あの子，乳首のついた瓶を持ってたの。最初私がミルクを上げはじめたんだけど，逃げちゃって，やらせてくれなかった。素敵な小さい赤ちゃんbabaなの。
> 私──時々，彼女を撃つんだね。
> ガブリエル──ううん。時々仲良くするの。
> 私──あなたがここに来たいのは，あの子から逃げたいっていうこともあるよね。
> ガブリエル──そう。もうすぐお昼ご飯を食べるから，私，長くいられないの。また別の日に来ていい？

私と私のおもちゃに関する楽しみと関係した不安，スーザンからの解放されての

ここで彼女が示したのは，いつもの不安だった。スーザンから離れた生活に関する，そして彼女にとってとても大切なことである，私をつかうことについての不安だった。彼女は続けた。「ウィニコットさんにとっても会いに来たくって，もうお家にこれ以上いられなかったから，ちょっと早く来ちゃってたらごめんなさい。スーザンはウィニコットさんのところにとっても来たがってた。彼女，「いや！ いや！ いや！」って言うの。「うん」って言うかわりに，いやって言って，夜に起きるの。赤ちゃんをみんな起こしちゃうんだ。いやーねー。私のことは起こさない。私には聞こえ

ないみたい。ほとんど聞こえないの。「ママ，ママ，とんまなパパ，パパ，とんまなママ，ママ，オタンコナス mapping bone chicken」って言ってるのかな？」

ガブリエルは，一方の端に塔を置いて，その言葉のように，家を一列に置いていた。これは電車だったと私は思う。彼女は，「小さな骨には内側にとげみたいなものがあるから，犬は食べちゃいけないの」とコメントした[▷脚注2]。ここで彼女は，自分自身に対して何かをしているように見えるやり方で，電車の車輪の下に手をこすりつけた。「すごく痛い。犬飼ってる？」

マスターベーションに向かう

　私——いや，飼ってない。
　ガブリエル——おばあちゃん Granny は飼ってて，名前はバニー Bunny っていうの。

彼女は一つ一つが離れるようにバラバラにおもちゃを並べた[▷脚注3]。私がそう指摘すると，彼女は「うん，そう」といって，「またメチャクチャにする」ことについて何か話した。彼女は私の膝に触れたが，飛びのいて，こう言った。「ちょっとパパのところに行かなきゃなんない。戻ってくるから。私のお人形を持ってきたいの」。それは，フラ

[▷脚注2] 第2回目のコンサルテーションのすぐ後の，母親からの手紙を参照。
[▷脚注3] 第7回目コンサルテーションの，彼女のアイデンティティが確立された時に，列の彼女側にあった，ばらばらの種類のおもちゃと比較のこと。

10回目のコンサルテーション

シスFrancesという名前のとても大きな人形だった。私と握手させるためにその人形を連れて戻ってくるつもりだった。彼女は私の靴を愛撫していた。この愛情ある接触によって不安が現れた。この点で，それぞれの対象がお互いに離れていることは，ひとつの防衛であった。私との接触が中心をなしていて，これに関して，さまざまな種類の罪悪感——スーザンがいないという罪悪感，発見された対象を破壊することについての罪悪感も——現れた。したがって，対象がお互いに分離している背景に，食いちぎられた対象の部分部分からなる内的な混沌状態があるといえるだろう。

> 互いに対象が分離することと，その反対に達すること

> 夢の報告

ガブリエル——このあいだの夕方，悪い夢見た。それはね……，私目をつぶった。きれいなお馬さんが見えた。スタリオン [▶訳注1] っていう馬。耳とたてがみが金色だった。ほんとにきれいなの。金色，ステキな，キラキラした金色 [彼女は手を自分の両脚の間に置いた]。そのきれいなお馬さんがやってきて，小麦を踏みつぶしてた [その小麦は穀物の一種だと彼女は説明した]

私——ママの上にパパが乗って，新しい赤ちゃんをつくっているところ，愛に関係することを何か言ってるんだね。

[▶訳注1] 種馬，精力の盛んな男，を意味する。

ガブリエル──そう。
　　私──たぶん，ママの毛が生えているところ
　　　だね［小麦について触れている］

　次に彼女は，パパとママの部屋に行って，二人の間に入って，その馬が小麦を踏み潰すのを止めさせることについて何か話した。彼女は，「私，ときどき，晩御飯のために部屋に入っていい）」と付け足した。こうして彼女は性交の邪魔をする夢に対応する，現実の状況を私に教えてくれた。そしてその状況ではまた，スーザンが排除されており，スーザンは彼女がきちんと認められない悩みの種となっていた。

　　ガブリエル──私たち，寝ないで起きているのが好き。でもそのせいで朝，疲れちゃう（小さな人形を手に取っている）。この男の人，座れない。パパ（スタリオン参照）はきれい。

　ガブリエルは，すべての木や人形を立たせて，その配列に日常の生活感覚を持たせながら，おもちゃを異なるやり方で並べた。

　　ガブリエル──パパはきれいなの。お家の壁に絵がかかってる。二人の人が一緒に歩いていて，ちょうどそこに誰か立ってる絵。

　私はこの絵の話を，何かが何かを踏み潰してい

る夢と比較した。

セッションでの仕事

私──あなたは小麦を踏み潰しているその種馬 the stallion について，私にお話しするために来たんだね。

ガブリエルはおもちゃを並べ替えて，長くてカーブした家の列と，右側にカーブしているように見える家の列をもう一つつくった。あらゆるものを壊してしまうスーザンについて何か言ったが，こういう風に，自分の望まない破壊的な考えを投影するためにスーザンを使った。

ガブリエル──スーザンは女の人のハンドバッグを開けて，おしろいを取り出して匂いをかぐ。それから，着替えているママの邪魔するの。ひどい。
私──それでスーザンを撃ちたくなるんだね。
ガブリエル──ママはきれいな姿をしている。

ここで彼女は犬（子羊）を立たせたが，もう一つの大きな，柔らかい犬（小鹿）も手に取って，そのお腹からおがくずを押し出し始め，前回のセッションと同じ破壊的行為を続けた。とても慎重に指を入れて，詰め物を引っ張り出し，それが床に散乱した。「支度しなさい」と呼びに来ないでというために，部屋を出て父親に会いに行くことで，彼女の不安が示された。

私──今日は呼ばれなくても部屋に入ってき
　　たね。

あたかも何かが修正されたかのように，彼女は
喜んでいるようだった。そしておもちゃの並んで
いるところに戻って，動物や他のものすべてをカー
ペットの上に立たせた。いまやここには秘密につ
いての何かがあって，そして彼女は両手を脚の間
にもっていった。

　ガブリエル──ねえ，ポーターさん。私，
　　Everybody's[▶訳注2]を読んでいて，クルー
　　まで行っちゃったの。電車に持っていこ
　　う。私がクルーさんを連れていくよ。

彼女は，「Everybody'sを読んでいたら，クルー
まで行っちゃった」[▷脚注4]と繰り返しながら，整
然とおもちゃを並べなおしていた。

　ガブリエル──私を待たないで。膝にバン
　　ジョーを乗せてアラバマに行こう。きれ
　　いな歌。

私はさまざまな音色を聴き取ることができた。
彼女は独自の変化をつけながら，幸せに気楽に
歌っていた。

[▶訳注2] 雑誌の名前。
[▷脚注4] 「おぉ，ポーターさん，どうしましょう？　Everybody'sを読んでいて，Crewe
　まで行っちゃった」(第一次世界大戦前の広告の一節)。

10回目のコンサルテーション

ガブリエル──何かとってちょうだい？　彼，ブリリリ brrrrrrh をしているところなの（大便を意味する）。

そして，小鹿のお腹から，できる限りおがくずを取り出して空にした。

　　　ガブリエル──彼を見て！
　　　私──かごやカーペットの上に，たくさんブリリリリ brrrrrrh をしちゃったね。
　　　ガブリエル──ごめんね。気になる？
　　　私──ううん。
　　　ガブリエル──匂うね。
　　　私──あなたは彼の秘密を取り出しているんだね。彼にはまだちょっと，ブリリリリ brrrrrrh が残っている。
　　　ガブリエル──（しばらくして）もう帰る時間？　ピグルはひどい匂いをさせたね。
　　　私──匂いをさせることは，秘密を漏らすことなんだね（彼女はブリリリリ brrrrrrh をトラクターやワゴンやあらゆるところに置いた）。金色のもの（それを絵とつなげながら）

ガブリエルはすべてのおもちゃを手に取って寄せ集め，ひとつの塊を作った。

　　　私──もうみんなくっついていて，どれも一人ぼっちじゃないんだね。

彼女は空っぽの犬（小鹿）に関して何かを言った。

腸のファンタジーから大人の観念や本物の赤ん坊を生み出す大人の能力への飛躍という結末を表している。すなわち，摂食と排便の間の，内側にあるものの受容。

異種のものとの対比

ガブリエル——彼に優しくしてね。彼のミルクと食べものは全部あげて。
私——あなたはもうすぐ帰らなきゃならないね。
ガブリエル——もう行かなくちゃ（と，彼女はおがくずをワゴンの中に詰め込んだ）。電車に乗って帰るの。私たちもう行かなきゃ。これ全部ごちゃごちゃにしたままだけど。

　彼女は，とても大きな人形のフランセスも置いていったが，戻ってそれを取りに来て，私がまだ彼女がごちゃごちゃに散らかしたたくさんのものに囲まれて床に座っているのを（入念に）確認した。実際，彼女は電車をひとつも持って帰らなかった。

コメント

1. 遊ぶことの中で，慎重にコミュニケートされた関係が再構築しやすくなった。
2. 私の誕生日。解釈：死ぬ日。
3. 分離（バラバラの種類のおもちゃ），そして接触の際，ぶつかったりうったりすること。
4. 破壊的衝動が良い対象に向かうゆえの罪悪感。
5. 性的体験における男女という点では同じ。
6. 男性への同一視，お腹と乳房（コンテイナー）に向けられるサディズム。
7. 秘密の匂いとごちゃごちゃ mess：黄色で美

しい。
8. 二重の義務を果たすことから——つまり，彼女の内的な心的現実を（妄想的に）表現したり，夢の形でコミュニケートすることから——解放された内側のもの。

母親からの手紙

　ガブリエルは，またあなたに会いたがっています。彼女は何度も私に，あなたが会って下さるかどうかを尋ねています。そしてあなたにお知らせするのを私はかなり引き延ばしてきていました。

　彼女はある程度元気に見えます——毎日2時間半，保育園に通い始めましたし，喜んで行っています。彼女は子どもたちと**一緒**に，というよりは，むしろ**傍ら**で遊んでいますが，それで満足しているようです。しかし彼女には不安がたくさんあって，しばしば自分の全体を用いることが難しく，一部が釘づけになって凍りついたままのように私たちは感じています。

　彼女があなたにとても緊急に会いたがっていた日のことを，お伝えしようと思います。もしお会いした場合，これが何らかのお役にたてばと思うからです。

　その前の夜，彼女は私のおっぱいを吸いたがりました。これまで何度もねだってきましたが，い

つも私は流していました。しかし今回は思うようにさせました。彼女は非常に喜んで，私を咬むんじゃないかと不安になりながら，あらゆるやり方と姿勢で，吸っていました。

その夜，彼女はひどい悪夢を見ました。そのことで自分の部屋を出て，長椅子のラグの下にもぐってすすり泣いているのを私たちは翌朝見つけました。魔女にはおっぱいがあるのか尋ねました。自分がとてもやんちゃなので，大きくなったら泥棒になってしまう，そしてスーザンは泥棒の親分になってしまうと言いました。

その日の夕方，彼女は，私には長いおしっこするところweeがあるのかどうか尋ねました。ママにはあると思う，と彼女は言いました。私は自分が，彼女がなろうとしているような女性であることを伝えました。「スカートとブラウスを着ているのね」(彼女は疑いながら言いました)。私が長いおしっこをするところweeをどこから取ってきたと思うのか，と彼女に尋ねました。「パパよ」「じゃあパパは(どこから取ってきたの，ということか)？」「パパの生徒から」。——「ウィニコット先生に会えない？」——後に，「それは，ウィニコット先生なの？ 皆をよくするの？」——「彼はあなたをよくしてくれないの？」——「しないよ。話を聞くだけだよ。良くしてくれない」

最近，私たちがいないときには，彼女は，私た

ちの寝室の横の，ドア続きの部屋で眠ります。これは彼女にとってはとても興奮することで，トラブルをたくさん引き起こしました。

母親からの手紙

　ガブリエルのために予約を取っていただいてありがとうございます。彼女は最近何度か，あなたに会おうとしてロンドンへと向かいましたが，彼女が望んだちょうどその時にあなたのところには行けないんだと説得するのがとても困難でした。

　見かけからは，彼女はいろいろな点で健康でそうですが，時々塞いでいます。「ちがう，私，つかれてるんじゃない，悲しいだけ」。聞けば黒ママのせいだと言いますが，それ以上は言おうとしません。

　近頃は，ずっと，赤ん坊について話したり考えたりしています。

11回目のコンサルテーション
―― 1965年6月16日

ガブリエル（現在3歳9カ月）は, 父親に連れられて来た。部屋に入ってくる様子は, はにかんだ喜びとでも呼べそうだった。いつものように, すぐにおもちゃにかけよった。彼女はずっと, ひどい鼻声だったが, こう話すことで始めた。「この前の夕方目が覚めて, 私, 電車の夢を見たの。隣のお部屋のスーザンを呼んだけど。スーザンはわかったみたい。誕生日が来たから, スーザンは2歳よ」ガブリエルは電車で遊び続けて, 言った。「客車が必要ね。電車が客車なしに走るなんてことないもん。スーザンならもっとよくわかってる」(D.W.W.よりも, という意味が含まれている)。

最初の頃の恥ずかしさと比較のこと

　　ガブリエル――スーザンはしゃべれないの。
　　私――私もしゃべらないなら, その方がいいかな？
　　ガブリエル――聞いてくれるなら, それが一番いいな[彼女は, いくつかの電車の部分を繋ぎ合わせている最中だった]。

糸口

私——話そうか，それとも聞こうか？
　ガブリエル——聞いて！　私もスーザンも，ときどきおとなしいの。この客車はこれに合わない……［フックの一つが留め穴にはまらないようだった］私，ずっとこれやってる。私たち，後ろにフックのついてない電車をいくつか見たの。

　ガブリエルの手は，自分で作った電車の後ろにつけられた機関車を優しくなでていた。彼女の呼吸の音はひどく目立ったが，おそらくこれはアデノイドのせいで，口で息をしないといけないためだった。

　ガブリエルは，この難しいフックをはめる手伝いをして欲しがった。私は，ポケットのハサミを使って，どうにかこうにか留め穴を大きくした。私が背中を向けていると，ガブリエルはこう言った。「ウィニコット先生は青いジャケットを着て，青い髪をしているのね」。振り向くと，ガブリエルは青いオプトレックス社の瓶をメガネにして見ていた。この青い瓶は，前回彼女が私に会いに来たとき，非常に重要なものだった（実際，このときこの瓶は二つあった）。ガブリエルはふたたび電車遊びを始めたが，壊れているせいで繋げられそうにない一部の電車は，脇に追いやった。彼女は「汽車ぽっぽpuffer train」と口ずさんだ。「この中にあるのを見て」「うん，面白いね！」——それから彼

オプトレックス社のカップについての彼女の感情が全体としての私に転移されていることを意味している。分析家との同一化。

女はもう一つの青いオプトレックス社の洗眼瓶を貨車に乗せた。4系列の列車があった。彼女は瓶をもう一度両目にあてて，こう歌った。二つの小さなバケツが壁に座ってる／二つの小さなバケツが壁にかかってる」。彼女はまったくかまわずに，キーキーした声でこう歌い終えた。「10匹の小さい子猫pussiesがお出かけ……」

　ガブリエルは電車の一部を繋ぎあわせて，大きな電車を作った。その間，口ずさんだり独りごとを言ったり，言葉をつなぎ合わせたり，ときには童謡を使ったりした。

　　ガブリエル──土曜日の午後には，サリーは煙突の煙出しのまわりを回るの。この長い電車を見て。
　　私──この電車のことで何を言いたいのかな？［聞き手としての私の役割を念頭におきながら］
　　ガブリエル──長いの［ガブリエルは何度かこう言った］，蛇みたいにね。
　　私──大きなパパのものみたいにね？
　　ガブリエル──ううん，蛇よ。蛇には，噛みつくと毒があるの。血を吸いださないと死んじゃうのよ。もしかすると，私に噛みつくかもしれない。そう，私が動けばね。動かなければ噛みつかれない。気をつけなきゃ［間］。これはすごく長い電車ね［もっとたくさんの貨車を探しながら］。

ここには，フェラチオと口唇サディズム（以下を参照のこと）が，投影された形でぼんやりと現れている。

11回目のコンサルテーション

汽車ぽっぽ Puffer puff——ブッブー blow
——ブッブー blow——ブッブー blow——
シュッポ puffer, シュッポ puffer, シュッ
ポ puffer［歌う］シュシュポッポ puffs
blows。

ガブリエルは「サリーはやかんをかけたの」と
言いながら汽車を通過させ——最後の一列と結び
つけながら,「スーザンはまたやかんをおろした
の」と言い換えて汽車を通過させた。

ガブリエル——スーザンは言えないの,「みん
な行っちゃった」って。「パパ終わった
Dad all don」って言うの。馬鹿ね。
私——あなたは前は2歳だったけど, 今は4歳
なんだね。
ガブリエル——ううん, 3歳9カ月よ。私,
とっても大きいの。でもまだ4歳じゃな
いよ。
私——4歳になりたい？
ガブリエル——うん。はは！

彼女は壊れた丸いものを手に取って, 歌いなが
ら遊んだ。

ガブリエル——パタ, パタ, パン屋のおじさ
ん, ケーキを焼いてよ, 大急ぎでね。
私——どうして急いでるの？
ガブリエル——えっとね, 夜みんなが寝る前
に用意しないといけないの。引っ張って,

パタパタして，pの字使って。オーブンに入れてよ，スーザンと私に［スーザンをママに置き換えて，ガブリエルはこれを繰り返した］。

私──たぶん，パンケーキはママの乳房だね？

ガブリエル──うん［納得のいかない様子で言った──おそらく私は，「おっぱいyams」というべきだったのだろう］。外れるかしら？［電車の最後尾に何かを繋げようとしていた］外れない。

それからガブリエルは，1から数え始めて，途中を少し飛ばして，「じゅういちーんeleven」まで数えた。8のときにクライマックスがあったが，それはすべて，電車の長さと関係があった。「もう一つ置くといくつになるの，9？ ちがう，4ね」（これは無意味なように思われた）。「ねえ，ここ，うまく入らない」そして彼女は，前回お腹の中をほとんど空にしてしまった柔らかい動物（フォーン）を取ろうとして，私の後ろに手を伸ばした。ガブリエルはこの動物をおもちゃの向こう側に持っていって，順序だって中からかなりの量の詰め物をさらに引き出して空にして，ぐちゃぐちゃにした。彼女はある程度このことを言語化して，小さい犬の中から詰め物を集めたこと，床をぐちゃぐちゃにしたことについて話した。

まるでこれまで続いたセッションの数をたどっているかのように

11回目のコンサルテーション

ガブリエル——もう少しするね。綿毛を広げるの。彼はもっと何かしなきゃいけないの。素敵な匂いがする。素敵な香水の匂い。なんで中はいい匂いがするの？　ね，知ってる？　干し草でできてるのよ［洗眼瓶の一つにおがくずを集めながら］。今日は隣の男の子の誕生日なの。

この子は，その男の子がバーナードと呼ばれていること，別の子でグレゴリーという子がいることなどについて話した。この頃にはうんざりするほどのおがくず（または乾燥干し草か何か，そのようなもの）がたまっていた。

ガブリエル——あちこち散らかっちゃった。私のこと見える？［眼鏡を目にもっていく］

何かが床にドスンと落ちた。

ガブリエル——床がすごいことになっちゃって，お部屋が震えたよ。電車を起こしてまた動かすの。電車で行くの。ロンドンは遠いの。
私——あなたが電車のことで私に話してくれているのは，その一つひとつが3歳と9カ月のピグルを作り上げているということなんだね。それはパパの長いものでもあるんだね。

その電車はとても長くなっていた（ガブリエルは

客車と貨車を繋いでいた)。電車を操作して後ろに少し進ませてから、ガブリエルはこう言った。「私たちの電車，後ろに走るの」(つまりそれは，彼女と父親が乗ってきた電車。ガブリエルはその電車を大きなカーブに進ませていった)。「この客車にはヒモが必要ね」

私たちはヒモを用意してガブリエルが電車を引っ張ることができるようにした。彼女はヒモを結びつけることについて話して、**ホックsnapper**という言葉について冗談を言った。それは多分、私がもつれたヒモの塊をほどこうとする彼女のために、はさみを使ったからなのだろう。ガブリエルは言った。「大きいおしっこ出るとこ：ちょきんsnipped off：うぅん」(ここには曖昧な部分がある)。このことは電車の夢と関係があるに違いなかった。私は，夢についてもう少し彼女に尋ねた。

> ガブリエル──長い電車を引っ張るの。もぉ、外れちゃった。もう一度やって，何かにぶつけて。ねえ。全部もう一回始めるの。

ガブリエルは慎重に電車全体を一緒に押して，こうして，電車をバラバラのごちゃごちゃにして、自分から遠ざけて私の方におしやった。夢の中でこれ全部が繰り返された。

11回目のコンサルテーション

ガブリエル——あるとき魔女がいたの。海魔
　　女。女の人の魔女，男の魔女じゃないの
　　［言葉遊びをいう］赤ちゃん——抱きしめ
　　る人hugger——怖い。これの通り抜ける
　　穴が見つからない。女の人には穴が二つ
　　あって，一個はおしっこのためのもので，
　　もう一個は赤ちゃんのためのものなんだ
　　よ［ここでガブリエルは，まるで馬鹿にす
　　るみたいに荷馬車に電車を載せた］。女の子
　　の穴の中にパパがおしっこする。見て，
　　外れちゃう！［電車の煙突について言って
　　いる］

　このときガブリエルは，子どもたちが線路の上に石を置くことについて私に語った。一人の男がひどい衝突を起こした。子どもたちはやんちゃだった。みんなそれをしたがった。子どもたちはパパのおしっこをするところに怒ったのだろうか？

　　ガブリエル——そう。線路で仕事をしようと
　　していた人がいたの。機関士さんじゃな
　　いよ。

　ガブリエルはトラクターのハンドルを操作して言った。「トラクターの椅子に座るね」（それから彼女は言った通りにしたが，トラクターの椅子は4インチの長さしかなかった）「運転してるの」（トラクターはガブリエルの下，ほとんど「女の子の穴」のあたりにあった）。彼女はトラクターをD.W.W.にまっ

すぐ向けた。「立てない，立った」このときガブリエルはとても素早い動作で遊んでいた。まずトラクターを私のペニスの位置にもち上げて，それから胸のところまですばやく上げた（私には，最近，ガブリエルが母親の乳房を見たこと，そして大きな反応をしたことがわかっていた）。彼女はずっと言葉遊びをしていた。

> ガブリエル ── ザーザー，ボッタン tipple, topple，パラパラ，雨つぶ pitter patter, raindrops，雷ゴロゴロ，雷ゴロゴロ。パラパラ雨つぶ。眼鏡をかけた男がいるよ［私はこの小さなおもちゃの人と同じように，眼鏡をかけていた］。この人はこれからトラクターで出かけるの。おかしいね。

ガブリエルが笑っているのは，私に乳房ではなくおしっこを出すところがあるからだと私は言った。彼女は男性の人形を仰向けになるように曲げて，ペニスのあるはずの場所に指を押しつけた。その人形は完全に彼女の力の及ぶ中にあった。「電球に描いて！ Draw on the electric bulb」[▷脚注1]私は以前のように，男の顔を描いた ── ガブリエルは何かしゃべったが，そこには「乳房みたいに，大きなおしっこするとこ」が含まれていた。

男性のコントロール：切り離されたサディスティックな男性性機能をめぐる不安に対する防衛

[▷脚注1] 第10回目のコンサルテーションを参照のこと。

11回目のコンサルテーション

ガブリエル──これなぁに？　これなぁに？
私──あなたはこの人のおしっこをするところに怒ってるんだね。そんなの持ってたらいけないって。

ペニス羨望　　　　ガブリエル──この人は大きな泥棒よ。こわい。

　私は，ガブリエルが話しているのは，その男の人が，赤ちゃんを作るために恐ろしい方法でおしっこをするところを使っていることについてであると伝えた（犬を空にしたことを思い出し）。

　そしてガブリエルは非常に慎重に新しい遊びをはじめた。長い家の列を一つ，角度をつけてもう一つの列を，その間に中庭ができるように作った（時間になったが，ガブリエルはまだ帰る用意をしていなかった）。

　私──今日，私は何を聞いたんだろう？
　ガブリエル──近所の人が言ってたよ，「あな
いいジョーク　　　　たが言ったら，私も言うよ」

　ガブリエルは面白がって，これを何度か繰り返した。彼女は，もう帰る時間だという私の声を無視した。まだ終わっていないからだった。小さな動物を慎重に探して，見つけると中庭の真ん中に動物たちをおいた。

このセッション　　　このとき私は主要な解釈を伝えた。この解釈は
の主な作業　　　　彼女が求めているもののようだった。

> 私──その男の人は泥棒だね。お母さんから乳房を盗むんだ。それでこの盗んだ乳房を，（電車のような）長いもの，おしっこのでるところとして使うんだね。この強盗はそれを女の子の赤ちゃんの穴に入れて，その中で赤ちゃん［遊びにおける動物たち］を植えつけるんだ。だからこの人は，自分がずっと泥棒でいることにそんなに悪い気がしていないんだね[▷脚注2]。

ガブリエルは今度はすぐに帰る準備をして，パパのところに行った。

> **ガブリエル**──私たち，もう帰った方がいいね。帰りの電車が待ってるから，急がなきゃ。

父親が急ぐ必要はない，どのみち待たないといけないだろうからと説明しようとしたが，彼女は待とうとしなかった。ピグルは父親と帰るときとても幸せそうに見えて，いつもほどバイバイと手を振る必要がなかった。

コメント

1. 聞き手としての D.W.W.。D.W.W. のコントロールも含む。
2. 切り離された男性性の機能のコントロール＝

［▷脚注2］償いと男性性の能力 potency に関するメラニー・クラインの業績を参照のこと。

ペニスの恐怖。以下のものを含む。
3. 率直に示されたペニス羨望。
4. 男性と，性的な空想を含む男性性の機能の解釈。つまり，これによって切り離された性機能の分裂が終焉を迎えた。
5. 攻撃への罪悪感にまつわる男性の償いを含む（これまでのセッションと，彼女の抑うつポジションを参照のこと）。

母親からの手紙──1965年7月10日

　ガブリエルが，また先生にお会いしたいと言っています。急に惨めで退屈な状態に落ち入ってしまいました。目立ってよくなっていた後のことです。
　私が気づいた小さな心配事が一つあります。たとえば騒いで妹を起こそうとするようなときに，私はガブリエルを叱るのですが，そのときのガブリエルには，自分をひどく叩くような粗暴さがあるのです。彼女は非常に「いい」のですが，その後急に，あらゆる犠牲を払っていたずらをしたがるのです。妹は互角にやりあうのは非常に難しく，怒りと悲しみに沈んだ非難に満ちた声で泣き叫ぶので，ガブリエルは，一歩も引かないときには両手で耳をふさいでそこに立っていますが，たいていは降参します。二人はとてもうまくやっていて，チョコレートやビスケットなどのもらったものは何でも，進んで分けあっています。

お伝えしたいことがもう一つあります。女の子であることについてのガブリエルの考えです。彼女は，赤ちゃんが入る穴はどこにあるのかと私に尋ねて，そして私も男の子になりたいかどうかと訊いてきます。彼女はとても男の子になりたいのですが，理由を詳しく説明することができませんでした。保育園では「男の子たち」が好きではないと言います。どれくらい関係するかわかりませんが，浴室のカギを置き忘れてしまったので，父親がお風呂に入ると，ガブリエルとスーザンはお風呂におしかけて，少し興奮しています。

私から両親への手紙 —— 1965年7月12日

　ガブリエルに今すぐ会うことはできないと，お伝え願わなければなりません。9月までお待ちいただくことになりそうです [▷脚注3]。

　私は今起こっていることに，強く失望しているわけではありません。子どもたちは自分の問題に家庭の中で取り組まなければなりませんし，ガブリエルが今の段階を切り抜けることができても驚くことはないでしょう。もちろん，彼女はたくさんの機会にそうやってきたので，私のところに来ることを思い浮かべているでしょうし，私もまた

[▷脚注3] 1965年の夏は特別にきつい時期で，しばらくの間，病気も患っていた。

必ずガブリエルに会うつもりですが、それは今ではありません。

母親からの手紙 —— 1965年7月13日

　私はガブリエルからのお願いを伝えただけで、彼女があなたに会う必要性についての私の考えはお知らせしていませんでした。そのことについて私が判断するのは、ほとんど不可能なことだと知りました。というのも、私はあまりに巻き込まれすぎているのです。

　ガブリエルは、ずっと落ち込んでいて涙もろいのですが、短い期間でみると、きっといろいろなことをやり抜くことができると、私は信頼しています。しかし彼女にとって長い目で見たときに、本当に重要なことは、彼女が彼女自身を創造的に利用できるかどうかということです。この点も、私には評価判断できないと感じられることです。ときどきガブリエルは、少しだけ嘘っぽい、あまり彼女らしくない姿を私に見せるようです。それはまるで、自分がしていることや話していることに、自らのすべてを注いでいなかったかのようです。でもおそらく、今はこうした長期的な心配ごとについて先生にお伝えする時期ではないのでしょう。

　同封したものは、ガブリエルからの指示に正確にしたがったものです。

ガブリエルからのメモ（書き取り）

　親愛なるウィニコットさん，親愛なるウィニコットさん，親愛なるウィニコットさん，元気でいてね（私書けないの）。

母親からの手紙（2カ月後）

　最近，ガブリエルはとてもよく適応しているようです。もっとも，私にはこれが何に由来しているのかはわかりません。彼女はきちんとして抑制の効いた小さな女の子になっていて，何をするにしてもその前にたくさんのことを深く考えています。

　彼女は保育園が大好きです——毎日2時間半通っています——友だちを心から欲しがっていますが難しく，たいていは，創造的ではあるけれど，一人で遊んでいます。ガブリエルはむしろ妹の友だちを頼っているようで，彼女ととても仲良くしています。

　以前に比べると，母親に対してずっと好意的な目を向けるようになりました。

　いつもながら，私はガブリエルが（私も含めた）人や状況に見せる洞察力と，これをはっきりと言葉にできる彼女の力に驚かされています。

　あなたのお名前が出ると，ガブリエルは顔をこ

わばらせて，話題を変えます。あなたから様子を聞く電話があったことを伝えたときも，同じ反応がありました（もっとも，あなたとの電話の内容をいつも話しているわけではありません）。このことがあった少し後に，彼女は，どうして「ワティー」――以前，私たちの家に来ていた家政婦で，とても愛されていました――が辞めたのかというと，それはワティーが自分を好きじゃなくなったからだと思っていると言いました。保育園のお友だちは，自分のことを好きではないとも言います。

　7月の終わりや8月の初め頃は，ガブリエルにとって非常に辛い時期でした。ひどく落ちこんでいるようで，夜半まで起きていました。最初，彼女はあなたにお会いできないことが信じられないようでした。そして，父親と母親が小さく切り刻まれて，器のようなものの中で煮えているという夢を繰り返し見ていました。目を閉じるといつでもこの映像が戻ってしまうので，ずっと起きていようとしていました。

　以下の会話は，しばらくこうしたことが続いた後，8月7日に書き留めたものです。「あの夢がまた出てくるの，切り刻む夢」「一緒にして，もと通りにしてみないの？」「だめできない。小さすぎるし，粉々になってるから――沸騰したお湯で私を傷つけるの。口の中を傷つけるくらいに，すごくちっちゃいの。ウィニコットさんのところに行か

なきゃ。ウィニコット先生。先生は具合の悪い人をそうでなくしてくれるの？　先生が私を好きなのと同じくらい，みんなのこと好きだって思わない。先生のところには壊れやすいものがたくさんあるの。スーザンは壊しちゃうかもしれないから，連れていけないね」

　翌日，ガブリエルは破片を一つにまとめようとしても，だれかがいつもバラバラにしてしまうというようなことを話しました。私には，この空想が最終的にどうなっていくのかわかりませんが，ちょうどおさまってきたようです。

　その数日後，ガブリエルはこう言いました。「私，今の私みたいに素敵な子じゃなかったのかな。今の私は，素敵できっちりした子なの。片づけるの」。ガブリエルは，片づけるというところを強く強調していました（ある面では，このようにだらしない家族においては喜ばしいことです）。私はごく表層的なところでしか関わっていないように感じています。

母親からの手紙（3週間後）

　何度かにわたって，ガブリエルが先生に会いたいと言いました。どれくらい急を要することなのかはわかりません。

　以前，彼女が，先生に怒っていることを伝えてほしい，自分に会うようにお願いしないで欲しい

と私に頼みました。自分で言うか，お手紙で言うかしなさいと言うと，すごく恥ずかしいと言いました。

　最近のガブリエルは，ひどく破壊的です。「お行儀の悪い naughty」ことをしようと執拗に探したがって，得意げにこのことを知らせます。たいていは，何かを引き裂いたり切り刻んだり，あたりを散らかして台無しにすることで表現します。全体としては，以上あげたことが新しいことです。ガブリエルが不安がることはずっと減りました。つまり，明らかに減っているということです。ひどく長い時間，親指をしゃぶったり髪の毛をねじったりしているので，まだ何か悩みがあるに違いありません。

12回目のコンサルテーション
—— 1965年10月8日

　父と子（現在4歳1カ月）がタクシーで到着したとき，私はドアのところにいた。父親はまっすぐ待合室に向かい，私は「こんにちは，ガブリエル」と言った。彼女は私をじっと見て，それからいつものように棚の下に積まれているおもちゃのある部屋に，まっすぐ入って行った。彼女は重そうな革のカバンを肩に提げていた。満足げに私を見ると，床に座ってこう言った。「ねー，おもちゃ見よう」。そして仔羊を取り上げた。

> ガブリエル——おうちにも，このおもちゃ一つあるよ。遅れちゃってごめんなさい。電車が止まって，止まって，止まっちゃったの。それで電車の後ろが燃えちゃった。でも，幸運にも怪我人は出ませんでした［とても大人びた言葉！］。その後，電車がすごくすごく長い時間止まってた。電車は速く走って止まらないって思ってたけど，でも止まったの。

話しながらガブリエルは電車を繋ぎあわせて，そして遊びながら，小声で独り言を言っていた。……短い電車を乱雑に寄せ集めて一つに繋いだが，そこには馬と荷馬車，それにトラクターも一つずつ含まれていた。客車の中には連結部分のないものもあって，彼女はこのことに少しばかり困っていて，……「つなげない……」という呟きが聞こえた。何とかして，くっつけたり外したりしていた。

　今回私は，床でなく椅子に腰かけて（初めてのことだった），いつものように記録をとっていた。彼女がいつものように，私とこの状況をすぐに信頼したことは印象的だった。彼女は，床に座って，遊び，ブツブツ呟き，そして明らかに私のことを意識しながら，「誰かのいるところで一人でいられる能力（キャパシティ）」を示しているようだった。

　ガブリエルが新しいおもちゃを取ろうとして屈んだとき，偶然彼女の身体が私の足に触れたことに気づいた。こんな言い方をしても言い過ぎではないと思うが，それが起こったとき，ひきこもりはなかった。父親といるときのようだった。少し大きな声で独りごとを言ったり，電車の音をたてたりしながら，ときどき私の靴の上に腰かけんばかりになった。15分たった頃，彼女は「ふう！」と言った。少し暑いという意味だった。偶然，大げさではなくごく自然に，彼女の頭が私の膝にもたれかかった。私は何も言わないままだった。カ

バンはまだ肩に提げたままだった。彼女がよりかかっているときには，片手をカバンにおいていることが多かった。

　ガブリエルは，長い家を四つ使って四角をつくり，その真ん中に別の家を置いた。私には，これが大切なことを意味していること，彼女はコンテイナーになることができるということと関係していることがわかっていた。そして内心彼女が今回はカバンを提げていることと結びつけた。彼女はこのあたりでカバンを下してカーディガンを脱いだ。私は椅子に腰かけていたので，ずっとガブリエルと私の膝はこすれがちだった。彼女は暑いと言ったが，実際暑かった。それからガブリエルは壊れた唸りゴマで遊び始めた。このときかすかな不安の徴候が初めて現れたが，もっとも実際には，面接時間ずっとこの不安が顕在化することはなかった。この不安は，記録を取っている私を見まわすことで示された。この壊れた唸りゴマの一部は，ごちゃまぜのおもちゃの中で，今までに重要な役割を果たしていたいくつかのおもちゃの中の一つだった。彼女は別のかごから物を取り出して，それぞれ少しだけ離れた位置に並べていたが，その間，口を動かしてはいたが，「おもちゃ」といった言葉以外には聞き取れないほどの声で独りごとを言っていた。それから振り返って微笑んだが，私には特別なことが起こりつつあることがわかっ

ていた。実際彼女は，古い小さな電球を見つけたが，これは以前の面接で大きな役割を果たした電球だった。

  ガブリエル——これにスカートをはかせて。

私が電球のまわりに紙のようなものを巻きつけると，電球は今度は女の人になった。そしてガブリエルは，この女の人の電球を私たちの前にある本箱に置いた。

  私——ママなの？
  ガブリエル——ううん。

セッションで「うん」と「ううん」を正確に使い分けているのが，この子の特徴である。

  私——いつか，ガブリエルが大人になったら
   なりたい人なんだね？
  ガブリエル——うん。

もう少しだけ，私とのやりとりがあった。私は，先ほどから続いていることの中に不安を見抜いていた。彼女は一台の小さな車を指でこすっていた。私には，彼女がマスターベーションのことを言っていることがわかっていたが，そのまま何も言わずにいた。

  ガブリエル——この車はおバカな車なの。
   あっち行ったりこっち行ったりして，そ

んなはずじゃないのに。

　そして彼女は，手の中でこの車を何度も何度も転がした。それから小さな人形を取り出した。その人形は，彼女が女の人として使っているものだった。

　　ガブリエル——この女の人はいつも横になっているの。何度も，何度も，何度も横になるの。
　　私——この人はママなのかな？
　　ガブリエル——うん。

　私はもう少し情報を得ようとしたが，うまくいかなかった。彼女は遊びを続けて，そして言った。「ここに何があったのかな？」ガブリエルはずっと独りごとを言っていた。「これいただけますか……これも……これも？」そして何頭かの動物に話しかけた。「あなた，立って」。彼女は，動物たちの一つに黒という言葉をもちこんだ。「黒は何もないの。それ，なぁに？」

　私は，ガブリエルが黒という考えを使うことにずっと強い興味をもっていた。ここには，このテーマに関する新しいものがあった。

　　私——見えないものは黒いの？
　　ガブリエル——あなたは黒いから見えないの。
　　私——私が離れているときに私は黒で，私のことを見えないってことかな？　だから私に会いに来るようにお願いして，私を

ここでの黒は，ある面では防衛である。つまり，私が不在のとき，不在の私を思い出す代わりに，私が見えないと言わないようにしている。

12回目のコンサルテーション

よく見たら，私は黒じゃないほかの明る
　　い色か何かなのかな？
ガブリエル——帰ってから見たら，全部真っ
　　黒になるんじゃない，ウィニコット先生？
私——だからしばらくしたら，また私を白く
　　するために，私に会いに来ないといけな
　　いんだね。

　ガブリエルはこの考えに取り組んでいるように思われた。そして以前詳しく記した遊びを続けた。彼女はトラックの上に小さな人形を立たせようとしたが，それは無理なことだった。そうしている間に，頭が私の膝にぶつかった。私は何が起こっているのか，完全には理解できなかった。

　　私——長く間があくと，私を黒くしてしまう
　　この黒いものについて心配になりだすん
　　だね。それに黒いものが何かがわからな
　　いんだ。

　ここで私は，彼女の不安状態における黒ママと黒い対象に言及した。

　　ガブリエル——うん［かなり確信に満ちた様
　　子で］。
　　私——だから来て私をじっとよく見て，私を
　　また白くしたんだね。
　　ガブリエル——うん。

　ここで，ハンドバックのことが彼女の頭をかす

めた。それは彼女が座っている床に置かれていた。

> ガブリエル──ハンドバッグに鍵が入ってるの。この中。あるといいんだけど［それから彼女は手探りで探していた］。この鍵であなたのドアをあけるの。あなたがお出かけしたいときは，私が鍵をしめるの。ここには鍵ないんでしょ？

彼女は，「できない。ううん，できる」と呟きながら，長いことカバンの留め金を留めようとしていた。留め金をかけつづけて，必要な動きを大げさにやっていた。それから自分のケースにしっかり鍵をかけ終えて，大仕事をしたというように溜息をついた（葛藤に対する作業）。

ガブリエルは小さな籠をじっと見つめながら，おもちゃのところに戻った。私はすでに記したこと以外には，何も言わずにいた。彼女は犬（仔羊）を取り出して，腹部に押しつけた。私がこれを見て思い出したのは，以前，彼女が2〜3回していたことであり，それがすべて，前回の面接でのひどいごちゃごちゃに行きついていたことだった。ガブリエルはもう一つの動物のお腹に指を突っ込み，中身を床一面にかき出してお腹の中を空にした。もちろん，彼女も同じことを思い出して，こう言った。「ウィニコットさん，あの犬はどこ？」私は，お腹の中が空っぽになっている犬が実際に入って

いる大きな包みを指差した。彼女は「おー！」と言った。

　ふたたびガブリエルは車をいじっては、自分の鼻や口にくっつけた。鉛筆を一本手にとったが、たまたまそれは、赤いクレヨンだった。彼女はこのクレヨンを自分のお腹にドンと押しつけ、それから電球の女の人のスカートに色を塗って、帽子（オプトレックス社製のカップ）をかぶせた。電球の頭を鉛筆で打ちつけていたが、たぶん色を塗ろうとしていたのだろう。それから彼女は、電球からスカートを脱がせた。彼女の言うには、これは大人の女性になった自分を表しているということだった。そして電球の下を鉛筆でひっかき始めた。そのあと彼女は、スカートをはきなおさせた。スカートに赤い色がついた。それから彼女は、小さな人形を大きな家にくっつけた。

　　私——あれ何？
　　ガブリエル——この男の人は教会に銃を撃ちこんでいるの［そしてずっと心に浮かんでいたことを話した］。バッグの中の犬はどうしちゃったの？　どこにいるの？
　　私——見たければ、見てごらん。
　　ガブリエル——わかった。

　ガブリエルは、大変慎重に時間をかけて調べたが、最後まで、その犬を包みから外には出さなかっ

思春期の予告

た。結局,「この犬のお鼻とれちゃった。お鼻なくしちゃった。バッグの一匹の犬」と言いながら,包みを丸めて棚の下に置いた。

> 私——この前は,中のものを全部外に出して,床いっぱいに散らばせたんだったね。
> ガブリエル——うん。

私は解釈にとりくみ始めた play about with interpretations。「私がママならおっぱいだし,パパならおしっこするところ wee-wee だね」。彼女はとてもはっきりとこう言った。「ううん,おちんちんよ wee-wee-thing」(「ううん」というのはおっぱいではないという意味)。

> 私——ごちゃごちゃから,赤ちゃんを作りたかったんだね。
> ガブリエル——うん。
> 私——だけどうやったらいいか,よく分からないんだね。
> ガブリエル——うん。

このとき彼女は電車で遊んでいて,不安のようなものを示し始めたが,はっきりした形ではなかった。

> ガブリエル——私たち,もうすぐ電車に乗るの。スーザンをおうちにおいてきちゃった。ずいぶん長い時間私たちがお出かけしてたから,スーザンはすごく怒ってるかもしれないね。

私——あなたは，電車の中でパパを独り占めにしていたことを考えて，少し怖くなってきたんだね。特にパパにしたいことを考えると怖いんだけど，それは犬の中から中身を取りだしたときに私に見せてくれたのと同じことを，パパにもしたいと思ったからなんだね。私のことが大好きになると，私のおしっこするところを食べたくなるんだね［このことは，噛みつく蛇への恐れの中で，初めて明らかになっている。上述を参照のこと］。

ガブリエルは，操作していた客車の一つに向かって言った。「私のスカートつかまないで！」それから自分のカーディガンを羽織りはじめた。かなり時間がかかった。

　私——おしっこするとこ全部食べちゃうことを考えて，本当に，少し怖くなったんだね。
　ガブリエル——そうなの。カチョーKatchou！［ここで彼女が実際に意味しているのは，「暑くない？　私疲れちゃった」ということだった］
　私——手伝ってほしい？
　ガブリエル——ううん。

それから私は，実に多くの解釈をした。

　私——黒ウィニコットを思い出して，ちょっと怖くなったんだね。黒ウィニコットはそこにいるのに見えなかったかもしれな

いし，本当はそこにウィニコットはいな
かっただけで，それにあなたは怒ってい
たんだね。
　犬の鼻を取れてしまったことを考える
のも，怖かったんだね。なぜってそれ
は，私のおしっこするところを嚙み切っ
てしまうことだから。あなたは私がいつ
もあなたのものではないから，怒ってい
たんだね。
　あなたは私のことを大好きなときに，
私のおしっこをするところから中身を引き
ずり出すことを考えて，怖くなるんだね！
ガブリエル──うん。
私──それがお母さんのおっぱいのときには，
あなたは太って大きくなるために中身を
外に出すんだね。でも，おしっこをする
ところのときには，あなたは赤ちゃんを作
るために本当に中身が欲しくなるんだね。
ガブリエル──そう，そうなの！
私──あなたのバッグに入っている鍵は，私
から取り出したものや，ずっと自分のも
のにしておきたいおしっこをするところ
や，赤ちゃんになるかもしれないような
ものを，自分の中にしまっておく場所を
とっておくみたいなものなんだね。

この間ずっと，ガブリエルはカーディガンを着
ようと格闘していた。45分過ぎたところで，ガブ
リエルは，もう全部終わったというようなことを

言った。カーディガンを身に着けた。彼女は疲れていた。バッグの上に手を置きながら起き上がった。バッグをあけて鍵を取り出して，その鍵で鍵穴をひっかいた。

  私——もしも男の人だったら，あなたはスカートで隠れている穴に自分のおしっこをするところを押しこむんだろうね。

不安。観念への防衛的な退行

  ガブリエル——私，電車に乗ったらリンゴジュースか何か飲もうと思ってるんだけど知ってる？　パパは，スーザンにも少し持って帰るのを忘れちゃダメって言ってた。
  私——あなたは，本当は私のことを独り占めするのが，ちょっぴり怖い気がしているんだ。私やパパのことを独り占めすることは，おしっこするところを入れて赤ちゃんを作ることなんだね。だから，襲いかかったり，中身を引っ張り出す必要はないし，だからあなたはそのことをひどく怖がることもないけれど，すごくいいものだから，スーザンがやきもちをやくように感じるんだね。

 ガブリエルは，もう一度おもちゃで遊び始めた。この間中ずっと，はっきりした不安をあらわしてはいなかった。不安があったとしても，それは行動や言葉で語られたものをもとに観察者が仮定できるものにすぎないだろう。ガブリエルは，最初

二つの対象で，次に三つ，その後四つの対象で遊んだ。

　私は，彼女が二人を一緒にすることができること，パパとママの間に入って二人を繋いだり別々にできて，そうすると三人になることを私に示してくれているのだと解釈した。しかし，スーザンも仲間に入れることは——四人目を入れることは——，彼女にできることではなかった。それで構わないようだった。

　　ガブリエル——ウィニコットさん，私ちょっとトイレに行ってくる。すぐに戻るね。

　そして彼女は，おもちゃの置かれた床にバッグを残して，自信にあふれた様子で外に出ていった。彼女は，注意深くドアを閉めた（このドアは，前に彼女が来たときには，たいてい閉めにくかった。修理して直っていたのだが，ガブリエルはその変化に気づいているようだった）。3分で戻ってきて，ふたたび注意深くそのドアを閉めて，遊び始めた。

　　ガブリエル——［バッグにとびつきながら］置いて，どこに置いたっけ？　どこに……？　［繰り返しながら］？　鍵はここにあると思ったんだけど，ないの。あっ，あった［探している鍵は，おもちゃの間にあった］。

　そして彼女は鍵を手に取って鍵穴に入れようと

した（掛け金が鍵穴を覆っていて，塗料が詰まっているために鍵を入れても動かなかった。私も手伝おうとしたが，ダメだった）。

    私──向こう側［ドアの外側］からやってごらん。

    ガブリエル──でも私，鍵を閉めたら自分を締め出しちゃう［冗談めかして］。中にいたいの。私が出ようとするときは，外から鍵を外すわ……［つまり，この考えはうまくいかないことを意味している］。自分を締め出すために入るなんてできっこない。自分を閉じ込めるなら，外に出るしかないかしら。そしたらすぐに……。

    私──もうすぐ帰る時間だね。

    ガブリエル──うん。私が外から鍵をかけたら，あなたを閉じ込めちゃうね。

    私──そしたら，バッグの中の鍵みたいに私を持っているということだね。［これは，ほとんど言うまでもないことだった］さあ時間だね。

彼女はすっかり帰る支度をすませて，ハンドバッグを持ってきた。そのバッグには，きちんとしまえるような仕切りが作られていて，そこに鍵が安全にしまわれていた。ところが，バッグから1枚のハガキが落ちてしまった。私がそのことを知らせると，ガブリエルはそのハガキを私に見せて，こう言った。「うさぎさんたちが川を歩いて渡って

いるの。私たち，散歩に出かけるときにときどきそうするんだよ。」彼女は「バイバイ」と言いながら，自分の魔法の鍵を使ってドアを閉めて出ていった。彼女は父親と一緒になってからも，閉じたドアの向こうで同じことを続けていた。そして二人は一緒に帰っていった。

コメント

椅子に腰かけていた私──初めてのこと。

1. 内在化された対象を伴う容器（コンテイナー）のテーマ＝所有され保持されているD.W.W.
2. スカートに身を包んだ女の子としての彼女自身。
3. 女性の自慰様のクリトリス活動female onanistic clitoral activity。
4. いつも横になっている女性という考え（月経のテーマへの準備）
5. 不在の否認としての黒（見えないことの否認としての見ること），これによって不在の対象の記憶を覆い隠している。
6. 彼女のバッグに鍵をかけること。ドアについた鍵。スカートについた赤（月経）。女性性器のエロティシズムという考え──外陰，膣。
7. フォーン（または犬）のお腹に向けられたサディスティックな攻撃についての警告。
8. 男性から生まれる赤ちゃん。未熟さを容認すること。

9. 4人目の人というテーマ——彼女の妹（スーザン）のための余地がないということ。

母親からの手紙

　前回のガブリエルとの面接記録をタイプしてお送りいただき，本当にありがとうございました。その記録を読んで私がどれほどうれしかったか，また先生のご親切を感謝したか，お察しください。

　電話で主人がお伝えしたことと思いますが，ガブリエルは前回の面接以来，かなり落ち着いています——親指しゃぶりも減って，発作のような破壊性もかなり鳴りを潜め，自分の欠点をユーモアをもってよく考えるようになりました。

　先日胸をよぎったのは，私たちは，ガブリエルの状態が悪いとか，上手くいっていないこととか，落ち込んでしまったとか，いつもそんなことばかり先生にお知らせしているということです。でもそのときは，それがせっぱつまって感じられているようです。

　私が先生にお伝えしたいのは——先生はおわかりなのかもしれませんが——先生にお便りをしたためることは私の大きな助けになっているということです。それは，先生が深い理解をもって受けとめてくださるだろうと承知しながら，私が抱えている困惑や懸念にどうにか文章という形を与え

ることであり、先生と関わりをもっているという気持ちになるということです。この全部が、間違いなく、私たちのガブリエルについての不安を克服し、もう一度彼女との本来の関係を見つけることの手助けになっているのです。スーザンが生まれたとき、私の不安は非常に強いものでした——先生にお伝えしたかどうか忘れてしまいましたが、私には大嫌いな弟がいました。弟が生まれたとき、私はスーザンが生まれたときのガブリエルの年齢とほとんど同じでした。

母親からの手紙

先生にお手紙を書こうとペンを取ったところへ、先生からのお便りが届きました。ガブリエルの調子は良いようです。あのみじめな親指しゃぶりもほとんどなくなり、遊びに熱中して、自分自身のゲームを見つけています。

二三日前に、ガブリエルは悪い夢を見たと訴えてきました。「ウィニコット先生が助けてくれない」——そしてそれから「テレビのアンテナが風で倒れたら、男の人はどうやってそれを立て直したの？」と聞いてきました。

次の日の昼食時のことです。「ウィニコット先生のところに行けば行くほど、悪い夢をいっぱい見るの」。私は、すこしオーバーに「夢があなたに何

か知らせたいんじゃないかしら，よく聞いてごらんなさい」と言いましたが，「そんなことしたくない」と応えました。スーザンには，「先生が自分の夢を細かく切れるように，ナイフを送ろう」と言います。私には「どうしてウィニコット先生なの？」というので（彼女はこのことを頻繁に尋ねてきます）──「お医者様だからよ」と応えています。それから「ドックドックdocdoc」といいながら遊んでいましたが，この言葉は，スーザンの言葉でチョコレートを意味しています。

　同封した手紙は，昼食後，ガブリエルが言ったことを書きとめたものです。その後でガブリエルが「ウィニコット先生は，この手紙を受け取ったら面白いと思うな」と言うので──私は「面白いということなのかしら，それとももものすごく真面目ということなのかしら」と尋ねました──すると，「どっちも少しずつ」という返事でした。

ガブリエルからの手紙（書き取り）

　「先生の夢を細かく切れるように，私たちはナイフを送ります。物をもちあげられるように，私たちの指も送ります。雪が降ったときに舐められる雪玉を送ります。男の人を描けるようにクレヨンを送ります。大学に行くときに着れるように，スーツも送ります」

「先生のおうちのお花や木，池のお魚さんたちによろしくね。
　　　　　愛をこめて
　　　　　　　　　ガブリエル（サイン）」

「先生にすぐに会えるのを待っています」

（実際のところ，私のところに庭はない。しかし，面接室の後ろの窓からは，小さな屋上庭園が見える）

母親からの手紙

　前回先生にお手紙を書いてから──まだ三四日前のことでしたが──ガブリエルはとても悲しげな様子で，親指しゃぶりをたくさんしながら床に横に寝そべって，ほんの些細なことで涙ぐみ，夜も眠れなくなっています。先生にお会いしたいと切羽詰まった様子で頼んできます。先生にお送りした手紙の中で，自分が先生に何と書いていたのか，何度も私に尋ねます。忘れてしまったと言うのです。

　そのお手紙を書いた翌日，ガブリエルは親指を口にくわえながら床に寝そべっていました。「疲れたの？」──「ううん，悲しいの」──「？」──「ウィニコット先生のこと，W先生のおしっこするところのこと」──「私W先生に明日会いたい。今度は私，本当に大事なことをお話しできると思

う」──「それがわかっているのは素敵なことね。ほとんどの人にはできないことよ」──「わかんない。でも私はいつも，先生にお話しできるよ」

　ガブリエルは「偶然に」階段の上からスーザンの上にリンゴのバスケットを落としてしまい，スーザンの電話を壊してしまいました。あれからガブリエルは，自分にひどく荒々しくなり，スーザンに自分のことをピシャリと打たせたり，自分で自分のことをかなり強く叩いたりしています。ごく最近を除いては目立って繰り返されているわけではないものの，私は，彼女の激しい自己非難を，少し恐ろしく感じています。

　追伸　この手紙を読み返してみて，あまりに多くの暗い部分を描写しすぎたように感じています。ここにしたためたのは，ごく最近，むしろ突然に現れたことであって，前回の先生との面接以降ずっと，ガブリエルはおおむね良い状態にあると感じられるのも事実です。

13回目のコンサルテーション
── 1965年11月23日

　ガブリエルの入ってくる様子は，かなり特別だった。恥ずかしそうなのが特徴的だった。今やガブリエルは，4歳3カ月だった。部屋に入るとドアを閉めて，おもちゃに直行した。このときも私は椅子に腰かけて，テーブルで記録を書いていた。

　　ガブリエル──出てきて［そしておもちゃ全部を床に広げて，たくさん独りごとを言った］。教会はそこよね，ウィニコットさん。［家を特別な配置に並べた］小さいおうちの列がこれで，大きいおうちは別の列ね。

　私たちはこの家の列を子どもたちと大人たちの列として，一緒に話しあった。

　　ガブリエル──うん，ここにいるのは大人の人たちで，こっちは子どもたちだよ［など］。

　それからガブリエルは，子どもたちを大人たちに振り分けた。

ガブリエル──知ってる？　スーザンが晩御
　　　　飯待っているときに乳母車から落っこち
　　　　て唇切っちゃったの。晩御飯食べてたの。
　　　　唇嚙んじゃった。治ったんだよ。面白く
　　　　ない？　治ったの。
　　私──あなたが治したのかな？
　　ガブリエル──ううん。私，引っ掻いたから
　　　　ずっと長いこと傷があったの。

　ガブリエルは自分がスーザンとは逆で，傷口が開いたままだということを示していた。私には，彼女がさまざまな役割を担う私に話しかけていることがわかった。

　　私──スーザンはずっと私に会いに来てないね。

　（私には，ガブリエルがしばしばスーザンを連れてきたがっていることがわかっていた。しかし，彼女がガブリエルを連れてこないで，私を独り占めすることがとても大事であるということもわかっていた）

　彼女は遊びを続けて，こう言った。「ねえ，見て，電車から落ちちゃう。私，自分で直せるのよ」そして彼女はそうした。

　　私──あなたは修理屋さんになれるね。だか
　　　　ら，もう修理屋さんの私は必要ないんだ。
　　　　だから，私はウィニコットさんだね。
　　ガブリエル──電車の中で，男の人たちが修
　　　　理をしていたよ。知ってる？　座席がな

くて，パパと私は立ってなきゃいけなくて，どんどん歩いて行って，それで座るところを見つけたの。バッグの置いてあったところに座ったよ。誰かがバッグをそこに忘れていっちゃってた。

ガブリエルは貨車を2両並べて，前と前をつなげたり，うしろとうしろをつなげたりしていた。それから言った。「王様のお馬さんはみんな……できない」

> 私──ハンプティ・ダンプティを直すことはできなかったんだね。
> ガブリエル──うん。だって卵だから。
> 私──あなたは自分を直してもらえないって感じるんだね[▷脚注1]。
> ガブリエル──毎晩スーザンは卵を欲しがるの，すごく好きなの。私はそんなに好きじゃない。スーザンは卵がすごく好きだから，卵以外には何も食べないの。おかしくない？

このとき，ガブリエルは現実の修理で困った事態に陥った。

> ガブリエル──これをくっつけるところがどこにもないの。フックがない。見つかるかな。

[▷脚注1] 私はこれは間違った言い方だったと思う。私は発展と待つべきだった。

13回目のコンサルテーション

いろいろな電車や貨車や馬を，強迫的な正確さではなく，きちんと並行な列にして，特別な並べ方で置いた。ガブリエルはこう言った。「ウィニコット先生は私が遊べるようにたくさんのおもちゃを用意しているんだね」。それから彼女は，ごちゃごちゃの中から電車を選び出しては，ずっと操作していた。

　　ガブリエル——フックが一つ外れてる。おばかさんじゃない？　私，これ直してるの［そしてその通りにした。とても器用だった］。もう一度，本当にはめられるよ。
　　私——ガブリエルも修理屋さんだね。
　　ガブリエル——パパも修理できるよ。私たち二人ともお利口さんなの。ママは全然お利口じゃない。保育園で一人でトラクター作ったよ。スーザンにも一つ作った。作ってる間，接着剤いっぱい使ったよ。ベタベタになっちゃった。素敵なトラクターだったよ。一つはスーザンのだったのに，保育園に忘れてきちゃった。作り途中だったけど，うまくできなかった。ウィニコットさんは知ってる？　電車がゆっくり進んだけど，ロンドンに着くまで一度も止まらなかったんだよ［この日は雪が積もっていた］。その後，また速く走ったの。

　突然，ガブリエルは頭上の棚に置いてあった大

きなお碗に気づいた。

 ガブリエル──私，中国の絵が描いてあるそのお碗好き。

 それからガブリエルは，お碗に描かれた子どもたちがやっているゲームを詳しくやってみせた。私たちはそのお碗をグルグルとまわさなければいけなかった。彼女はこう言った。「子どもが一人，倒れちゃった」。ガブリエルはいろいろなことに気づいていて，そのことに喜んでいた。

 ガブリエル［歌いながら］──ずーっと会ってなかったから，会いに来たとき恥ずかしかった。明日も，明日も，そのまた明日も会えないね。
 私──悲しい？
 ガブリエル──うん。毎日会いたい。でも私，保育園に行かなきゃいけないから会えないの。保育園，行くことになってるから。
 私──ここにずっと，なおしてもらうために来ていたんだね。でも今は，来たいから来ているんだ。なおしてもらいに来ていたときは，保育園に行かないといけないときもそうじゃないときも来てたんだね。でも，今はただ来たいから，そんなに何度も来ることはできないんだ。悲しいね。
 ガブリエル──あなたに会いに来るときの私は，あなたのお客さん。あなたがオック

スフォードに来るときは，あなたが私のお客さん。変じゃない？　たぶんクリスマスの後にあなたは来るわね。
私――今日あなたにはなおすところがあるかな。
ガブリエル――ううん。私もう壊れないよ。私，今は物をバラバラに壊すけど。このネジ，入った。
私――そうだね。あなたはそれを自分でなおしたんだね。あなたは自分をなおせるんだね [▷脚注2]。
ガブリエル――今日，スーザンは犬小屋に入ったの。これ，新しいおもちゃね。

彼女が象を踏んでいたので，象はキューッと鳴いた。
ここでガブリエルは，自分では難しかった電車の修理を私に頼んだ。

ガブリエル――あなたはお医者さん，本物のお医者さん。だからウィニコット先生っていうのね。
私――あなたもなおしてもらいたい？　それとも楽しいから来たいのかな？
ガブリエル――楽しいからだよ。だって私，もっと遊べるもん［彼女は非常にはっきりとこう言った］。お外で誰かが口笛吹いて

[▷脚注2] 私は次のように言うことができただろう。「あなたはいつも一緒にいる。ウィニコットという修理屋さんを心に持っているね」と。

いるね。

　私にはこの口笛が聞こえなかった。そして言った。
「それとも口笛は，私が書いている音のことかな？」

　　ガブリエル──ううん。今，誰かがわめいてるhoot［事実］。ホックhookが足りない。私たちここについたとき，少し早かったから，まわりをぐるっと歩いてたの。それに私，スーザンとママに何か買わなくちゃ。私スーザンもママも好き。
　　私──ここにいるのはガブリエルと私だけだね。スーザンは，あなたが私に会いに来ると機嫌悪いのかな。
　　ガブリエル──あなたはスーザン……知ってるの？　スーザンは私が踊っているのを見るのが好きなの。あの子いくつ？　2歳。私は4歳。次のお誕生日で5歳，スーザンは3歳。

　この頃には，ガブリエルはほとんど全部のおもちゃを平行な列に並べ終えていた。列は10か12あって，その中の三つの家が作る一列は他の列に対して斜めになっていた。

　　ガブリエル──ウィニコット先生，私，ちょっとトイレ行ってくる。おもちゃのお世話してね。パパを入れちゃダメだよ。

　彼女は外に出ると注意深くドアを閉めて，3分

後に戻ってきた。

> わがままでいられる能力，しかし不安もかきたてられている

ガブリエル——ねえ。ウィニコットさん，私，いつもより少しだけ長くいようかな。もう少し時間があったら，もっと遊べるの。急いで帰らなくていいから。

私——ときどき何かが怖くなるね。それで急に帰りたくなるんだね。

ガブリエル——遅くなっちゃうから。これ元に戻せない［私は元に戻してあげた］。これ，あそこに［7歳の女の子の肖像画のそばの棚の上に］あげられると思う？　これもあげられるね。下さないでね——そのままにしてて。

私——次に来るときまでだね。そうしておけば，また私に会いに来る希望をもてるんだね。

ガブリエル——ずっとね。

それから彼女は，楕円形の台紙にはめ込まれた肖像画を見つめて言った。「見て，この子，卵の中にいるわ」

私——「この子は自分のいる場所がなくなっちゃったら，ハンプティ・ダンプティみたいになって，バラバラになるんだね。だけどあなたにはここに居場所があるんだね。

それからガブリエルは，私に卵についての講義

をした。

> ガブリエル──卵をゆでないで柔らかいままで割ると、中身があふれてみんな汚れちゃうの。でも固ゆでしてからむくと、ボロボロに崩れるだけなの。
> 私──私がガブリエルのまわりに卵をおいたら、彼女は安心するんだね。
> ガブリエル──そうよ。

そして彼女は、青色の家を残らず手に取って円形に並べ、その真ん中に赤い家を置いて、言った。「こんなふうにおうちの列を作るつもりなの」。それから、一つひとつの家をお互い近づくように並べた。

> ガブリエル──もっとおうちがあったら、この列の中に入れたいな。

このときガブリエルは、小さい人間と木と動物を集めていた。「いっぱい」(ずっと喋りながら)。できるだけ離して、カーペットの上に立たせようとした。私には彼女が何を喋っているのか、よく聞き取れなかった。というのも、彼女は独りごとを言っていたからだったが、その様子は幸せで、くつろいでいて、満足して、創造的で、空想的だった。彼女は私に背を向けていて、何かこんなようなことを言った。「私、こんなふうにこれを置いておくの。ウィニコットさん、これ持って行ってい

い？　これも，これも？　また返しに来るね。二つ持っていくね。三つか四つは残していくわ。三つ持っていくわ」（結局，実際のところ彼女は何も持っていく必要はなかったし，明らかにこのことを忘れていた）

　　ガブリエル——お風呂を掃除するのは誰の番？

　これに対しては複雑な答えがあるように思われた。この特権をめぐる妹との競争が関係していた。親の立場から考えてみても，家庭の中で実際にこういうことで競争があるとは思えなかった。ガブリエルは，いくつか動物を手にして，鳴きまねをしていた。

　　ガブリエル——お風呂きれいにするのが好きなの。そこにいてね［動物に話しかけていた］。あなたじゃないの，牛さんよ，あなたは犬でしょ。ねえ，牛さん，動いちゃダメだよ。そうじゃないと……みんな魔女に変えられちゃうよ。
　　私——夢のことをお話ししているのかな。
　　ガブリエル——うん。好きじゃないの。怖いんだもん。ちっちゃい足をした小さな人に変えられちゃうの。私，朝には巨人に変わっちゃった。昔はお店がなかった。
　　私——それで？［話を続けるように促した］
　　ガブリエル——うんと，お店を作らなかったの。それでラベンダーを売るときは，歩

き回って歌うのよ──私のラベンダー，いかが……[歌いながら]。1ペニーよ。スーザンは6ペニー払わないと，上にあげないの。高くない？……私が払わせるのは1ペニーだけよ。そんなに高くないでしょ？

　私は，ガブリエルが言わんとしていることをわかろうとした。スーザンがケチなことと関係があった。それから彼女は窓の外を眺めた。

ガブリエル──どこかのおうちの屋上にお庭があるね。面白い。私あそこには上れないな。どうやってお水をあげるんだろう。鉄の棒で窓を開けて，煙突を使ってお水を上げるの。そしてお花全部にお水をまくの。そしたらみんなお水をもらえる。スプーンを上にあげるの，そしたら水が下に降りてくるの。それからまた同じことをするのよ。[それから少しして]あれはあなたの物置小屋？　あっ！　あなたはそこに行けないのね？　あれ，プラスティックのお花なの？

私──いや，本物だよ。

ガブリエル──私，プラスティック好き。あっちはプラスティックね[実際はそうではない]。

私──本物の子どもや動物と，プラスティックの子どもや動物，どっちが好き？[ここで彼女は本物の方を選択した]。

ガブリエル──あの木でできたものは何？[彼

13回目のコンサルテーション　　　217

　　　　　女は，木製の筒形定規の端を見つけた。それ
　　　　　は別の子どもが忘れていったもので，本と本
　　　　　の間からのぞいていた] 持ってきてもいい？
　私──いいよ。
　ガブリエル──何に使うものなの？
　私──定規だよ。

　ガブリエルは，まるでずっと探していたものであるかのようにして，この定規をのし棒として使った。まず最初に生地を伸ばした。そしてここで，別の役割，コックの役割が登場した。私はこのことを彼女に指摘した。コロコロ転がす作業はゲームへと発展し，部屋全体に広がった。

　　　ガブリエル──女の人が何かを修理しにきた
　　　　　ら，コックは眠ろうとするふりをするの。
　　　　　あなたはその女の人に起きているように
　　　　　言わなければいけないの。そしたらその
　　　　　人は，もっと料理を作るわ。

　ガブリエルは，ウィニコットが一つの役割になっているときに，もう一つのウィニコットの役割に何が起こっているのかを話そうとしていた。修理をするウィニコット先生は休日の間にいなくなってしまって，ここにいるのは料理をするウィニコットさんである。彼女が修理を必要とするときに，ウィニコット先生は戻ってくる。それから彼女は，ガスストーブに向かった。

ガブリエル——どうやって火をつけるの？

私はそちらに行って、やってみせた。

　　私——修理をするウィニコットと、料理をするウィニコットはもういなくなっているんだね。それでもう一人のウィニコット、教えるウィニコットがいるね。あとそれに、遊ぶウィニコットも。

（この設定において、私にとっては四つの役割の中でもっとも大切なのが遊ぶ役割であることは、疑う余地もなかった。とりわけ、彼女が「私のいるところで一人でいる」と私が呼んでいるところにいられることが大切だった）。ガブリエルが自分で思い出したもう一つの役割があった。それはごみ箱を使うことと関係していて、彼女が終わったものを取り除くのを手助けしてくれるウィニコットと言えるようなものだった（ごみ箱ウィニコット）。

　この過程で、ガブリエルは定規をあちこち転がして、どんどん近くにやってきて、その結果、定規を転がしたら私の膝に定規がドンとぶつかるようになっているゲームを作り上げた。ここで彼女は、私がこれまでずっと彼女にとって重要だった5番目の役を与えていた。それは、彼女が動いたときにバンとぶつかる相手であり、こうして、本当の彼女自身であるものとそうでないものとを区別しようとするときに用いられる存在である。定

規が私の膝にあたったとき，私は後ろにひっくり返って，彼女が必要としている満足を与えるゲームを心から楽しんだ。(この年齢の子どもにとっては，何よりもまず，ゲームが遊ばれて楽しまれない限り，そのゲームから意味を得ることはできない。原則として分析家は，子どもが楽しみをしっかりと味わえるようになってはじめて，遊びの内容を解釈として用いることができる)。まるでガブリエルは，私をどのように使用するかについてのリストを作り終えたかのようだった。終わりの時間になった。そのとき，彼女はいつもよりも少しだけ長くいたいという気持ちになっていたが，**それは単に，怖いと感じないときでも私といたいからであったし**，このときの彼女は，喜びを得ることができて，一人の人としての私との関係を肯定的に表現できていた。最後に彼女は役割リストにもう一つ追加して，こう言った。「片づけお願いね」そしてガブリエルは部屋を出て，非常に注意深く，ドアを完璧に閉めた。彼女は待合室から父親を連れ出した。このとき私はドアを開けて，二人にさよならを言った。というのも，ある意味でこれは，父親のためのジェスチャーだった。私は，ガブリエルが私に話したかったことをすべてやり終えたと感じた。

コメント

1. 大人たちを子どもたちに振り分けること——私のすべてを彼女に保持させること。
2. 彼女自身が「修理屋」になる能力の発達。
3. 電車（精神分析）はゆっくり動いていたが，ロンドン＝目的地にまでずっと進んでいった。
4. やがてくる終結をめぐる悲しみ。
5. 私の生lifeの中に彼女の居場所をもつという安心感。
6. お互いが固く連結されることについての表現：今や彼女は，満足して創造的である。
7. 彼女がさまざまな役割でD.W.W.を使用したことのレビュー。

両親からの手紙（休暇で海外からの投函）

　ガブリエルが，先生からのお手紙を私たちに見せてくれました。次の予約をとってくださり，ありがとうございます。

　多くの点で，娘は非常に素晴らしい状態です。たくましくて，元気で，ゲームをしたり歌うときには，どういうわけか創造的です。

　ガブリエルは何時間も散歩したり，凍った水をバシャバシャ歩いたり，ひどい道を喜んで歩いたりしています。彼女が自分自身の「雄牛のような

女の子 bull girl」と呼んでいる部分ともうまくやっています。

　知らない人、特に男の人と接するときは、恥ずかしがって、とても気取った様子で、痛々しいような見せかけの女性らしさをもって反応します。たいていの場合、初めて会う人は、ずっと何か聞きたそうにしているように見えるガブリエルよりも、巻き髪で外向的でこましゃくれている妹のスーザンを好きになりやすいのです。

　ガブリエルはスーザンと非常に親密で、大変慎重に妹を扱い、甘い声でおだててだましたり、よく妹と私たちの間に入って仲裁したりしています。私たちが驚いているのは、ガブリエルがスーザンに直接手を出すよりも、妹の注意を逸らしたり、何かしら工夫することで、自分の思い通りにしようとしたり、実際にそうしたりしていることが多いということです。もっとも、ときどき惨めな気持ちで、どうしようもなくなって、嫉妬で疲れ果ててしまうこともあります。そしてスーザンは何一つ正しいことをできないのです。先日は、ひどい喧嘩をしている真っ最中に、突然ガブリエルがスーザンにキスをして、「でも私、好きよ」と言いました。このことは、スーザンとまるで違っています。スーザンはガブリエルを熱烈に尊敬したり、かと思うと姉の優位性を容赦なく破壊したいと願ったりするからです。

14回目のコンサルテーション
——1966年3月18日

　ガブリエル（現在4歳と6カ月）は，父親に連れられてきた。彼女は再び玄関先に来られて，明らかにとても嬉しそうだった。私が立ったままでいると，父親の背後に徐々ににじり寄って，隠れるようにして家のなかに入ってきた。ガブリエルはまっすぐに私の部屋に入ってきて，「コート脱ぐ」と言って，床に脱ぎすてて，すぐにおもちゃに手を伸ばした。おもちゃを並べながら，ずっとおしゃべりしていた。「おっと，dat，あれdat，これでderこんがらがっちゃった」。私は彼女の鼻がひどくつまっていることがわかった。すぐ後で咳もしていたが，それ以外体はとても元気だった。

　　ガブリエル──そこ，そこ，そう！

　ガブリエルは私に背中を向けて，床の上でおもちゃに没頭していた。そして自分自身とこれまでの訪問とをつなげる遊びをしていた。自分がしていることを言葉にした。しばらくすると，「これ本

当にこうしたほうがいいの，それともちがってる？」ガブリエルは容易に彼女のものだとわかる超自我を示していた。私は言った。「そうだね。私もそう思う，でもしたいようにできるんだよ」

ガブリエルはどんなふうにおもちゃを見つけたのかについて話し続けた。ひとまとまりにしておもちゃを置いておいたかのように，それぞれのまとまりのなかからふたつずつおもちゃを見つけ出した。ガブリエルは別々の種類の列車の客車をつなげようとしていた。そして以前もよくそうしていたように，私に直してもらいたいものを手渡した。私がそれを直していると，ガブリエルは本箱に置いてある新しいおもちゃのほうに行った。小さい男の子が，小さい女の子の乗ったそりを引いているおもちゃだった。

　　ガブリエル——これクリスマスでもらったの？かわいい。動くのかな。
　　私——動いているときを思い浮かべた時だけ，動くんだよ。

そこでガブリエルは，私が直したおもちゃのところに戻ってきた。

　　ガブリエル——ありがとう。おもちゃ全部だしちゃうね。

ガブリエルはすべて引き寄せて，古い友だちの

おもちゃたちと新たに触れ合いながら，床の上に大きな山をひとつ作った。

　ガブリエル──見て，このかご，いちごのしみがついてる。これも。

というのも二つのかごは，どちらもいちごのかごだった。感嘆の叫びをあげ，そのかごを持ち，他のおもちゃの上に全部出して，かごを空にした。

　ガブリエル──これ，そこへ置いとくべきでしょ？

彼女は本箱にあったロバと荷車をもってきた。

　私──でも全部のおもちゃのなかから，それになったのはどうしてなの？
　ガブリエル──前にあそこにあったのを持ってきたの。

このときガブリエルの身体は，私の脚に触れた。子羊を取って，言った。「犬に何があったの？」私は，なかに犬の残骸が入っている包みを手渡した。

　ガブリエル──なんで犬は中にいるの？［とのぞき込んだ］犬まだ直していないの？ダメなんだから！　ほんとは直してあるはずでしょ。

ガブリエルは不思議なものを手に取って「何これ」と言った。私たちはそれがなんなのかは知ら

14回目のコンサルテーション

なかったが，おそらくウナリゴマの一部だった。

　ガブリエル——これ何？　こわれてる。

　私は，それはオイルタンカーだと言った。つまりガブリエルは留め金がないと言おうとしていたのだ。ガブリエルは，ここで新たに触れ合った関係を終わらせようとして，「どこかで貝殻，拾わなかった？　私，音が聞きたいの」と言った。ここでガブリエルは私の足の上に座っていた。そして私は，彼女の父親と，浜辺で座っていることを話した。海辺がどんなことを意味していたとしても，ガブリエルはそことの結びつきを感じていて，そこで海の音がしないということを信じられなかったようだ。

　車輪がたくさんついた列車を手に取って，その車輪に色をつけながら，数えていた。ガブリエルはその機関車を愛しそうに撫でて，口に入れ，股でこすり，そして頭ごしに背中から額へと動かした。これがゲームになり，機関車は顔を越えた。それがクライマックスだったのだが，音を立てて床の上に落ちた。ガブリエルは，機関車を客車のひとつとつなぎ合わせようとしたが，うまくいかなかった。老人と少年のおもちゃを手に取って，座らせて言った。「ここに座って，ここに座って」。そしてここでも古い遊びを新たにしなおして，「［ランプの上に］絵をかいてくれる？　ジグザグに上下

させて。本当は電球なんだけど」と言った。私はそれを落とした。

　　ガブリエル――ランプのなかにはまるはずよ。

　ガブリエルは，実際におもちゃで遊ぶのをやめて，「教会に行く？」と聞いた。私はどう答えたらいいかわからなかった。

　　私――うん，ときどき。あなたは？
　　ガブリエル――行きたい。でもママとパパが
　　　　　行きたくないの。なんでか，わからない
　　　　　んだけど。
　　私――みんな，なんで教会に行くのかな？
　　ガブリエル――わかんない。
　　私――神様に関係あるのかな。
　　ガブリエル――ううん。

　ここで彼女は，口にくわえていた家を手にもった。前回のセッションで使ったものを持ってきて，「あの転がるものはどこ？」と言った。これは他の患者が置いていった円筒定規のことである。私が定規を見つけたが，そこでガブリエルはゲームを始めた。それは主要なコミュニケーションの一部であった。そのゲームは過去にやったことがあったので，私たちはあらゆる種類の手っ取り早い方法を使えた。二人は入り口の部屋のそれぞれ反対側にたがいにひざまずいて座った。ガブリエルが私に向けてその定規を転がすと，私が殺される。

14回目のコンサルテーション

私が死んで，彼女が隠れる。そして私は生き返るが，ガブリエルを見つけることができない。

　だんだん私はこれをある種の解釈として使うようになった。私たちは何回もそのゲームをし，私が彼女を殺す存在になった時もあったが，その時までにこのゲームが悲しみと関連していることがとても明瞭になっていた。たとえば，ガブリエルが私を殺し，私が生き返ったとき，私は彼女のことを思い出せなかった。この忘却は彼女が隠れることに表されていたが，私は最終的にはガブリエルを見つけ出し，そこで「思い出したよ。忘れていた」と言うのだった。このゲームはとても楽しいものだったが，不安と悲しみが潜伏していた。どちらが隠れても，片足，あるいは何かわかるものを残さなければならなかった。そのため失った人を思い出すことができないという苦痛は長くは続かない，あるいは絶対的なものではなかった。いろいろな事柄の中で，このゲームは長い間ガブリエルが私と会えなかったときに起きたことと関連していた。ゲームは徐々に隠れるという側面に特化した形で変化した。私は彼女が隠れている机の後ろに回って忍び寄らねばならず，そうすることで，そこでふたりがいるのである。結局，ガブリエルが，生まれるという発想に基づいたゲームをしていることは明白だった。あるところで私はガブリエルが幸せなのは，私を一人占めできてい

分離と終結に対するさまざまな反応について作業すること

るからだということを明らかにした。このゲームの細部に関連して，彼女は入り口のドアから出て行ったが，ガブリエルが父親に「スーザンはどこ？」と言っているのが聞こえた。

　最後に，私はカーテンの下から飛び出すということを繰り返さねばならなかったが，これはある種，出産のようだった。その後私は家にならねばならなかった。ガブリエルはその家の内側に這って入り，私が彼女を抱えていられないようになるまですぐに大きくなったので，私は彼女を押し出したゲームが展開していくと，ガブリエルを押し出しながら私は「大嫌いだ」と言った。

　このゲームに彼女は興奮した。突然，彼女は両足の間に痛みを感じ，すぐ後におしっこをしに出て行った。このゲームのクライマックスは，赤ん坊が大きくなりすぎたので，それを押し出したい母親のニードに触れる時だった。これに関連して，だんだんと大きくなり，年を重ねること，そして母親の内側にいて生まれ出てくるゲームをするのが以前より難しいと気づくことに，悲しみがあった。

　ガブリエルが，部屋の真ん中にある2枚のカーテンを手に取って，それを使って勢いよく前に行ったり後ろに行ったりしているときに，セッションは終わった。

　　ガブリエル——私は風よ。見て！

このゲームにはそれほど敵意というものはなかったので，私は，息をすることは生きていることの基本的な要素であり，出生以前には楽しめないようなものだと話した。

　このとき，ガブリエルは喜んで出ていった。

コメント

1. 超自我と調和している。
2. 性器的な喜びを感じる潜在的な可能性の証拠。
3. 延期された分離への反応をワークスルーして，終結を準備している。
4. 出生の主題。

15回目のコンサルテーション
── 1966年8月3日

　ガブリエル（今ではほぼ5歳）は，父親と到着したが，とても元気で大人びて見えた。彼女はとても来たがっていたし，期待に胸をふくらませていた。過ごしたばかりの休日と明らかに配管工が手を入れている私の家について少し話した。ガブリエルは（父親が待合室に行く間に）まっすぐにおもちゃのところに行き，私が記録を取るための紙を置いている小さなテーブルのそばの低い椅子に座る前に，以前使った古いウナリゴマの一部をつかみながら，「素敵なワンちゃん」と言った。「私8月で4歳」（ちょうど5歳になるということを言いたかったのだ）。ごちゃごちゃしたおもちゃのなかで生じたすべての詳しい出来事を伝えるには速記のようなものになってしまうので，記録に残せなかったことがたくさん起きた。

　　ガブリエル──お船。私のニッカーズについているわ。定規はどこ？

私は前回のセッションで特別なゲームに用いた円筒型定規を見せた。

> ガブリエル——すてきね。ゲームしましょう……。

私は部屋の中心に行って，ゲームの位置についた。私はゲームを覚えていないふりをしたが，その定規を行ったり来たりして転がすやり方をガブリエルは教えてくれた。定規が膝にあたると私は殺され，死んで倒れ，そこでかくれんぼの時間になる。私がそれらを記録していると，ガブリエルが「いつも書いているね」と言った。そして私は何が起こったのか詳しく思い出せるように記録を取っているのだと説明した。

> 私——記録がなくても全部思い出せるよ。でも細かいところは無理なんだ。だから全部を考えられるように，すべてを覚えておきたいんだ。

絶望のない分離

私たちは行ったり来たりさせて転がすゲームを，定規を使ってした。そのあとにかくれんぼをしたが，これは私を殺すことではじまった。次に私は彼女を殺して，彼女が見つけられるように隠れた。ガブリエルが私を忘れていること，私たちが離れているときや休暇中に私が彼女を忘れていること，でも本当はお互いが見つけられることを，私たち

にはわかっていると伝えたいんだねと私は言った。

　ガブリエルはすぐに、かくれんぼの言葉で伝えなければならないことはおしまいにして、おもちゃに戻った。ここでガブリエルはわざと誘惑的なことをした。顔の描いてある小さい電球を手にして、意味ありげに私に目配せして口にくわえ、それからスカートをめくりあげて、ニッカーズの中にそれを入れた。それはミュージックホールで誘うようなしぐさのようだった。そうしながら、ガブリエルは自分の母親が知っている、善き王ウェンセザルのいたずらっぽい言い方を知っていると言った。

　　ガブリエル──善き王ウェンセザルは、聖ステファンの祝祭日に姿を見せ
　　　雪玉が王の鼻にぶつかって、でこぼこになっちゃった
　　　とても痛いんだけど、その夜の月は輝いて
　　　そしたらお医者さんがラバに乗ってやってくるのが見えた……

　このお話には全体を通して興奮が含まれていたので、その間、私はガブリエルに協力しようと犬を描いた。電球の顔を模写することではじまった。

　　ガブリエル──私が描けるものを見せるね。耳、難しいなあ、長い髪、きれいな髪があって、見て、別の紙、テーブルまではみ出しちゃった。ちょっとぐちゃぐちゃだね。

ここで，ガブリエルが私に夢を見せるために絵を描いているようで，そして夢の一部は目覚めている生活のなかにはみだしてしまっているんだね，と私は言った。今，彼女は私に夢を語っているのだから，これが彼女のしたいことのように思えた。そしてガブリエルが私に伝えに来たのはおそらくこのことだろうと感じていた。

> ガブリエル——あなたの夢を見たの。私はあなたの家のドアをたたいた。庭のプールにいるウィニコット先生が見えた。だから私，プールに飛び込んだの。プールの中で私がウィニコット先生を抱きしめてキスしているのをパパが見たの，だからパパも飛び込んだ。それからママも飛び込んだ，スーザンも［ここで彼女は四人の祖父母を含む家族の人々を列挙した］。魚やみんながいた。ぬれない水だった。私たちみんなで，水から上がって，庭を歩いたの。パパは浜辺に上がったわ。いい夢だった。

分析の作業を要約すること

　私はガブリエルがすべてを転移に持ち込み，主観的な分析家の姿，分析家の内側に対して陽性の関係をもつという体験によって，自分自身の人生を再編成していると感じた。

> 私——プールはこの部屋のここ。ここですべては起きて，想像すればすべてを起こせる。

ガブリエルは，自分が泳いでいたので，手がぬれていることについて何かを言った。

　　ガブリエル——電球に描けるものを描くつもりなの。

　今ガブリエルはとても幸せで，静かで，小さなおもちゃとおもちゃの破片を外に出して空っぽにした。「いっしょに」の主題について歌っていた。

　　ガブリエル——この床，とってもぐちゃぐちゃだね！

　私は留め金を直さなければならなかった。ガブリエルは，すべてのおもちゃを使おうとしている間，たくさんおしゃべりをしていた。そこで（およそ3インチぐらいの長さで，本物そっくりにパイプクリーナーをもとにして作られた）父親像を取り上げて，それをひどく乱暴に扱い始めた。

　　ガブリエル——脚［など］をねじっているの。
　　私——いたっ！　あー［私に割り振られた役割を受け入れたことの解釈として］
　　ガブリエル——もっとねじっちゃえ。今度は腕も，そう。
　　私——いたたっ！
　　ガブリエル——今度は首！
　　私——いたっ！
　　ガブリエル——もうねじるところ残ってない——ぜんぶねじっちゃった。もっとね

じっちゃえ。もっと泣いて。
　　　私——いたっ！　いたっ！　いたたたたっ！

カブルエルはとても喜んでいた。

　　　ガブリエル——もうねじるところない。ぜんぶねじれちゃって，片足が取れて，今度は頭が取れて，だからもう泣けないの。すぐに放り投げちゃう。誰もあなたを愛してないの。
　　　私——だからスーザンには私が手に入れられないんだね。
　　　ガブリエル——みんな，あなたが大嫌い。

ここでガブリエルは似たような男の子の人形を手に取って，この作業を繰り返した。

　　　ガブリエル——私はこの男の子の脚［とかも］ねじっちゃう。

こうした遊びの中で，私は言った。「だからあなたが作り出したウィニコットは，すべてあなたのもので，もうウィニコットは使いつくされてしまったんだね。だからもう誰もほかの人が彼を手に入れることはできないんだ」

彼女は私にもっと泣いてくれと切望していたが，私はもう泣き声が残っていないと言い返した。

　　　私——全部なくなってしまった。
　　　ガブリエル——誰ももうあなたに会いに来ら

憎しみのための憎しみ(前のセッションを参照)

れないの。それでもあなたはお医者さんなの？

私——そうだね。私はお医者さんだし，私はスーザンのお医者さんにもなれる，でもあなたが作り出したウィニコットは，永遠に使いつくされてしまった。

ガブリエル——私があなたを作ったの。

彼女は（電車の音をたてながら）電車を扱っていた。

ガブリエル——これはずしたいの。
私——はずれないよ。

実際彼女はトラクターと干し草をつんだ荷車がつながっていて，離そうとしてもできないことを知っていた。

ガブリエル——あれ，はずれない。

今度，ガブリエルはすべてが青く見えると言った。そして彼女は二つのオプトレックス社製の洗眼瓶を手に取って，その二つの瓶を通して世界を見ていた。彼女はどんなふうにその瓶が自分の両目につながれているかを聞いた。こうしていると，ガブリエルは自分が泳いでいるような，あるいは水の中にいるような感覚になっていた。そこで私たちはお互い瓶に目をあて，目を凝らした。私は眼輪筋で洗眼瓶を落ちないようにささえて，少し練習してガブリエルもそれを落ちないようにする

ことができた。

　　　　ガブリエル——私，これを家に持って帰りたい。

　そのときガブリエルは，フランスの道端で見つけた陶器のかけらについて話し続け，そこで彼女は，古い時代の生活のものを見つける，子どもの目から見た考古学を私に伝えていた。ここで彼女はクレヨンの入れ物のなかを探して，セコチーン（接着剤）を見つけた，というよりも再発見した。これをガブリエルはほしかったのだ。そして最後の遊びを始めた（とはいえ彼女には他にも言いたいことがあった——「私の送った手紙を受け取った？」などなど）。

　ガブリエルは紙を1枚取り出して，セコチーンを真ん中につけ，そして四角の枠のようにしてもつけた。ガブリエルは私がこれから何人の患者と会うことになっているか知りたがった。

　　　　私——あなたが休日前の最後だよ。
　　　　ガブリエル——私は，もうちょっとで5歳。

　ガブリエルが示唆していたのは，治療のために私と会いたがっていたということ——ウィニコットが，彼女がまだ4歳の間に治療を終えることだった。

　　　　私——私もあなたとの治療を終わりにしたいと思っていたよ。そうしたら私はまったく別のウィニコットたちになるし，あな

たが作り出した特別な治療者ウィニコットである必要はなくなる。

ガブリエルがセコチーンを使ってしていたことは，破壊されて死んだウィニコットの，墓石や記念碑のようなものだと私は理解できた。ガブリエルが示してきたとおりに，私は1枚の紙を出して，そこにガブリエルを描いた。それから私はその腕と脚，頭をねじり，そして痛むのかと彼女に聞いた。ガブリエルは笑った。そして彼女は「ううん，くすぐったい！」と言った。

ガブリエルは，セコチーンのまわりに，赤を含めて，とてもたくさんの装飾を加えた。これは家に持って帰るものだった。スーザンに似合うと思ったのだろう。

　　ガブリエル──もうちょっと青をつけなきゃ。

私は紙を折りたたんだ。セコチーンは全部使いきってしまった。そして私はガブリエルを手伝って，穴をあけて，紐が付けられるようにした。今やそれは凧になった。

　　ガブリエル──パパのところに行って，元気な男の子が描いてある素敵なタイルをお願いしなきゃ。

凧を私に任せて，ガブリエルは出て行って2枚

のアンティークのタイル（元気な男の子）を取って
きた。それは父親が買って，プレゼントのように
紙に包んであり──思うに母親へのプレゼント
だった。私はそれらを取り出して，褒めた。

ガブリエルは父親に説明しに出ていった。

> ガブリエル──パパは疲れちゃったuseed up。
> 誰もウィニコットに会いたくないって。
> 全部使いきっちゃったused up。私が破い
> ちゃった。私，これをスーザンのプレゼ
> ントのために作ったの。臭い，ひどい──
> 私，セコチーンを使い切ったばかりだか
> ら。もっと買わなきゃいけない。もう
> 残ってないから。

私はここで，栓を抜くことについて付け加えた。
それは破壊された男性像と記念碑が糞便の意味を
もつことを示すということだった。これは彼女を
喜ばせた。

> ガブリエル──全部，私の手にくっついちゃっ
> た。すごく臭くてべたべたするもので遊
> んでいるの。名前は何かな，そうだ，セ
> コチーン，ひどい名前，ひどく臭い。ユー
> フーYoohooを使おう。臭わないよね
> ……。

ガブリエルがあらゆる観点から，あらゆる意味
で私を終わらせるために来たことは理解できたの

で，私はそう言った。ガブリエルは言った。「そう，あなたを終らせるためにね」と。

> 私——じゃあもしあなたの家を訪ねたら，もしスーザンにあったら，違うウィニコットになるってことだね——あなたが作り出したウィニコットではなくて。そのウィニコットは全部あなたのものだし，今，終わらせようとしている。
>
> ガブリエル——今全部の糊を使いきっちゃったの——どうしよう。ウィニコット全体がばらばらになって，すべてなくなってしまったら，どうする？　もしウィニコットが臭くて，こんなふうにべたべたするなら，会わないのはうれしい。誰も会いたくない。もし私たちのところに来たら，「臭い男が来た」って言うよ。私たちきっと逃げる。

これで終結した。

> ガブリエル——……に行って絵を描きたい……これすてきな紙ね。帰る時間？
> 私——そうだね，もうすぐ。
> ガブリエル——手を洗わなくっちゃ。あなたに会いに戻ってくる。赤に塗って［凧］！

私はガブリエルが手を洗っている間，紐で凧をもっていた。ガブリエルは凧を取りに戻ってきて，自分の重くぬれた，臭い凧を引っ張って飛ばせよ

15回目のコンサルテーション

うとしながら，父親と出ていった。

コメント

1. 年齢相応の成熟で開花すること。
2. 分離に対処して，再結合ができることと知っている。
3. 女性的な誘惑を練習すること。
4. 分析を要約して，陽性転移のなかで，自分の人生を再組織化するようになった。
5. こうして，憎しみは良い分析の間の体験を破壊することがないために，安全に感じられ，試してみることができる。

16回目のコンサルテーション
――1966年10月28日

　ガブリエルは，現在5歳と2カ月になる。このセッションは以前の訪問とは異なっていて，実際，友人が友人を訪ねてくるようなものだった。彼らは早く到着したので，5分間ほど父親と待って，父親は待合室のほうにいった。部屋の中がいろいろと変わっていることをガブリエルはすぐに受け入れて，明らかにやろうと思っていたことをはじめた。

　私たちが一緒に使った時間は三つの部分に分かれているが，最初の部分が一番重要である。ガブリエルはスチーム・ローラーがあるかと聞いてきた。円筒型定規のことだった。私たちは25分間，以前のゲームをしたが，それほど興奮することもなく，5歳という年齢で遊ぶゲームなりの激しさで遊んだ。ガブリエルは私のほうにスチーム・ローラーを転がしたが，それが私の膝にぶつかると私は死ぬ。私が死ぬと，彼女が隠れた。これまでに私たちは部屋の隅々へのすべての行き方を十分すぎるほど知っていた。ゲームの流れの中で，ガブ

リエルは次々と自分の隠れ場所を選んだ。そして私は生き返り，忘れていた誰か他の人がそこにいたことを思い出し始め，それから徐々にガブリエルを探さねばならなかった。そしてついには，彼女を見つけ出せるのだ。ときどき，同じように死ぬのがガブリエルのほうで，彼女が私を探すのだ。ガブリエルは，もう十分だと満足するまで続けた。そしてガブリエルは第二の局面に入った。

　以前からしているように，私が小さな椅子に座ってノートを書いていると，ガブリエルは──「私がいながら，ひとりでいるとき」──私に背を向けて床に座っていた。ガブリエルは動物たちやおもちゃに話しかけていたが，ごくたまに私が聞いていると彼女が思っていることをはっきり気付かせることがあった。はじめにガブリエルは子羊を取り上げて言った。「犬はどこ？」私は犬の残りの部分が，そのなかで生きている袋を見つけた。そしてガブリエルはひたすら犬の穴について私に話し，指で穴を探っていた。ガブリエルは，犬はそんなに空っぽではないから立たないと言い，子羊の横に犬を置いて立たせた。そしておもちゃを取り出して，バケツを空っぽにした。しばらくの間，彼女は列車を連結させて，聞き取れる声ではあったが，独りごとを言った。一度，彼女は「見て，長い列車ができた！」と言った。だがそれは長くはなかった。というのもガブリエルはコミュニケー

ションのために遊んでいるわけではなく，初期のセッションがどんなことがあったのかを思い出すためだけにしていたからであった。

  私——あなたは大きなガブリエルではなくて，小さなピグルのときにおもちゃにどんな意味があったか，思いだそうとしているんだね。
  ガブリエル——もう一度遊ぼう。

そして再び取り出したいくつかのおもちゃを慎重に置いて，本棚の下にそれらをきれいに片づけた。そうしながら，ガブリエルはバスケットと他のおもちゃを愛しそうに取り扱って，「あなたはここよ」といったことを言っていた。こうしているなかで，彼女の頭が私の肘に触れた。意図したものではなかったし，ガブリエルはそこで身を引くこともなかった。ただ偶然起きたことだった。ガブリエルは犬を袋のなかに戻して，さよならと言った。そして袋の横に子羊を置いた。そして「さて」と——私たちが何か別のことへ向かっていることを意味している——と言った。

私たちは立ち上がった。そして最初は私たちがスチーム・ローラーの遊び（かくれんぼ）をもっとしようとしているかのようだった。だが彼女がしたのは，子どもの絵本を見つけることだった。私はガブリエルと座って，ページをめくった。ガブ

リエルは本を懸命に見て、私が語ったお話のところどころを楽しんでいるように見えた。それから絵のたくさんある別の本を見たが、その本はあまりに複雑なところがあったので、もう一度取り替えて、物語のある絵本を見つけた。ガブリエルがページをめくっている間、私は彼女にそのお話を聞かせた。最後にガブリエルは動物の本を選んで、おしまいまで見た。知っている動物のところで名前を呼んで、とても嬉しそうで満足していた。私はガブリエルにいろいろなことを私に話す機会を与えた。たとえば黒という言葉がお話のひとつに出てきたら、私はガブリエルに黒ママについて思いだしてもらった。

　私──あなたは自分が考えていることを話す
　　のが恥ずかしいって思うことがあるんだ。

ガブリエルは同意したものの、あまり気乗りしていないようだった。

　私──あなたが本当に恥ずかしいときってわ
　　かるよ。あなたが私を愛しているって言
　　いたいときだよね。

彼女は同意の身振りをして、大きく肯定した。

そこで別れの時が来た。すっかりと帰り支度をして、父親のところへいって連れてきた。ガブリエルはあきらかに来訪を楽しんだし、何か大事な

ことをしようとして，それをし残したような失望をしているような様子は少しも見出せなかった。ガブリエルがさよならと言ったとき，まったく自然に見えたし，本当に自然で，精神医学的には普通の，5歳の女の子という印象を受けた。

ピグルの両親によるあとがき

　読者の中には，この事例の両親が体験したいくつかの観察に興味を持つ人がいるかもしれませんし，この子の最近の事実について知りたいと思うかもしれません。

　成長や償いのプロセスに参加できるようになるのは，親たちにとってとても有意義なことでした。参加できたことは，しばしば観察できる次のようなことを防いでくれました。それは親たちが無視されていると感じる。だからおそらく治療者をライバルと思ったり，競ったりする感情の犠牲になる。あるいはおそらく治療者か子どもたちのいずれかに羨望があり，そうでなければそうした辛い感情を避けるため，そしてそれらの感情から生じるかもしれない陰湿な妨害を避けるために，両親が治療から撤退してしまう，そして子どもとの生き生きとした関係という力の場に触れるのをやめて，もっと技術も知識もある権威の手にゆだねるだけになってしまうといったことです。

　読者の中には，専門家ではない人たちが加わる危険性を考える人たちもいるでしょうが，その危険性は治療者の機転，「勘」，そして長い経験によって避けられたようです。それらは，とても豊かな知識に基づいているように見えたので，すっかり忘れてしまって，信頼できる確かな感触とともに，自由で自発的なやり方で使われていたようでした。

　「オンディマンド」治療の賛否をもっと議論するなかで，ひょっと

すると両親が口をはさむことも許されるかもしれません。

　当時私たちは，他のやり方では治療を受けられないと感じていました。さらに次のセッションまでの時間が熟すという感覚が，治療者と一致するまで育ったことは驚くことでした。私たちは実際に記録を読んで，セッション間の時間が経っていないかのように，あるいは次のステップへの準備ができているかのようにして，患者が前のセッションからの糸を手繰り寄せていく様子をわかって驚きました。

　けれども，この枠組のなかでは（11回目と12回目のセッションの間のように）必要とされたときに治療が行われないと，とても激しい悪影響がありえますが，本事例ではどうにかこうにか患者にとって内的な惨事は免れたようです。

　また読者は，患者が今どんなふうなのか，こうした治療プロセスの長期的な結果がどのようなものなのか知りたいかもしれません。

　ガブリエルは，気取らない——自発的な少女で学校の同年代のグループの中でとてもなじんでいます。彼女は治療を始める前には失っていた落ち着きを再び取り戻したように見えます。8歳頃にいくつかの学習困難（学校に飽きてしまって，すらすら読めなくなりました）に陥りましたが，ガブリエルは今は勉強がとてもできるようになって，いつもその中に興味のあるものを見つけ出すことができます。彼女は，おてんばというよりも家庭的なほうです。生物学の先生になることが，今のところ，彼女がなりたいもののようです。室内の植物を育てることが，ガブリエルの主な趣味です。自分が価値あるものをもっているという確信，判断の内的自立，そしてまたおそらくさまざまな波長で人々と接していく方法こそが，深いレヴェルで理解されるという充たされた体験がいまだに作用しつづけているわけではないのではないかと人に思わせるのです。

ピグルの両親によるあとがき

最近セッションについてコメントすることはほとんどありません——思い出や遊びのアイテムについて笑うことはほとんどありません。ウィニコット先生が亡くなったという悲しい知らせが、ふいの来客によってもたらされました。社交的な場面であり、ガブリエルはその場では反応を隠していました。ウィニコット先生はとても繊細なやり方で自分の死という不慮の事故に対して、ガブリエルの心の準備をしていたので、その後、一二回、その場に合う形で、彼女はそのセッションについて語りました。

　ウィニコット先生はセッションの間、よく記録を取っていましたが、ガブリエルは彼が自伝を書いていて、彼女はその自伝の片隅に何らかの形で登場すると思っています。「彼はいつも書いていたけど、私はいつも遊んでいた」と。

　（ガブリエルはまだ見ていなかった）この素材が出版されるということを彼女と話し合うことになって、最初、彼女はためらっていましたが、他の人に役に立つかもしれないと考えるようになりました——そして実際そうあってくれればと望んでいます。ガブリエルは出版に同意しました。

解　説

妙木浩之

はじめに

　ピグルの翻訳を出発させたのは，2008年のことだった。長い間絶版で，再版のメドをたてるのは，事例のプロセスの重要な一部に誤訳があるため難しく，おそらく長く頓挫していたのだろうと予測する。今回翻訳を最初からし直してみて，前の訳本もそれほど悪くはない，ただ幾つかの重要な点を除けば，ということはわかったので，前訳者も，今ほどウィニコットの臨床的な態度についての理解がないままに翻訳をされたこと，重労働だったとは思う。それでもこの本を新たに世に出すからには，と何年も私と翻訳グループの間でやりとりが長くあった。そのプロセスの中で，この本の意義を再認識した。出版社にはご迷惑をかけたが，それでもそれなりの翻訳が長い時間をかけてきたからこそ，理解できたところも多いと思っている。翻訳のグループ，そしてさらにまえがきを寄せていただいた，ウィニコット研究の先達，北山修先生，そして何より金剛出版の立石さんには心から感謝したい。

家族とのやりとり：マネージメント

　ウィニコットがガブリエルの両親から最初に連絡をもらったのは，1964年の1月のことで，そのときピグルという愛称を持つこの子，

ガブリエルは2歳4カ月だった。ウィニコットは、ガブリエルが2歳5カ月の時から「オンディマンド法」で16回セッションをもって会っている。最初の回は、妹もつれて母親も来所しているので、母親面接が組まれ、以後父親と来談して、母親は乳児スーザンと家にいたと考えられる。セッションの間に手紙、そして電話のやりとりがある。ウィニコットは途中、都合が悪くなったり、病を患ったりしているので、その時期、あえないことを謝罪するやりとりもある。そして16回目の最後のセッションのとき、彼女は5歳だったので、ほぼ2年半にわたって、16回のセッションが行われた。セッションを並べてみよう（セッションの前後について明確ではないが、セッション後に出した手紙と前に出した手紙は、反対に提示しているように見えるときがある）。

1. **1964年2月** 2歳4カ月に両親と来所（＋母親面接） 来所前に母親からの手紙、父親からのセッション後の手紙の報告、母親からの手紙、そしてその後の父親からの手紙が抜粋されている。
2. **1964年3月11日** 2歳5カ月に父親と来所 母親からの手紙が3通、そして父親からの手紙。
3. **1964年4月10日** 2歳6カ月父親と来所 母親からの手紙、海外休暇中の母親からの手紙、帰宅後の母親からの手紙、母親からの手紙が続いている。
4. **1964年5月26日** 2歳8カ月父親と来所 母親からの手紙。
5. **1964年6月9日** 2歳9カ月 父親と来所 母親からの手紙、それに対して<u>ウィニコットから母親への手紙</u>、そして母親からの電話、母親による最近のコメント。

6. **1964年7月7日**　母親の手紙，そして母親によって書かれた両親からの手紙（誰からかが重要なのことに留意）<u>ウィニコットから両親への手紙</u>，両親からの手紙。

7. **1964年10月10日**　3歳1カ月　父親と来所　両親からの手紙。

8. **1964年12月1日**　3歳3カ月　父親と来所　父親からの手紙，両親からの手紙，母親からの手紙，<u>ウィニコットから両親への手紙（都合が悪いことを伝えるやや形式ばった手紙）</u>，両親からの手紙，両親からの手紙，母親の覚書。

9. **1965年1月29日**　3歳4カ月　父親と来所　母親によって書かれた両親からの手紙，母親からの手紙。

10. **1965年3月23日**　3歳6カ月　父親と来所　母親からの手紙，母親からの手紙。

11. **1965年6月16日**　3歳9カ月　父親と来所　母親からの手紙（1965年7月10日），具合が悪いことを伝える<u>ウィニコットから両親への手紙（1965年7月12日）</u>，母親からの手紙（1965年7月13日，ガブリエルからのメモが同封），母親からの手紙（2カ月後），母親からの手紙（3週間後）。

12. **1965年10月8日**　4歳1カ月　父親と来所　母親からの手紙（ガブリエルとの面接記録をタイプして送る返信）母親からの手紙（ガブリエルの言葉を書きとったものを同封），母親からの手紙。

13. **1965年11月23日**　4歳3カ月　父親と来所　両親からの手紙（休暇で海外からの投函）。

14. **1966年3月18日**　4歳と6カ月　父親と来所。

15. **1966年8月3日**　5歳　父親と来所。

解　説

16. **1966年10月28日** 5歳2カ月　父親と来所　最後にピグルの両親があとがきを書いている。

　下線を引いたのはウィニコットの手紙だが、おそらく電話を含めて、ウィニコットはもう少し多くの手紙を書いているし、治療記録を送ったりしている。初期にはほぼ月に1回ほど、しかもウィニコットが具合悪くなったとき（彼は心筋梗塞で何回か倒れている）には、2カ月も期間を置いて、ウィニコットとピグル、そして父親は出会っている。おそらくこれをサイコセラピーと呼ぶことは、クライン学派の児童分析が中心だったロンドン、つまり毎日分析をトレーニングの基本として週に多数回のセッションを組む英国のセラピーの常識のなかで、普通のことではなかっただろう。そうした環境の中で彼はあえて「いかに少なくするか」を考え、この実践を「オンディマンド法」と名付けた。彼にも迷いが見える。5回目のコンサルテーションの親からの手紙には、ウィニコットは、黒ママに取りつかれたように退行していくピグルに対して、他のおそらく近所にいる彼がスーパーヴィジョンする分析家のセッションを提案したらしい。親はその時の戸惑いを語り、ウィニコットはその迷いを脚注で「罪悪感」と語って、にもかかわらず「他に分析をしていても、オンディマンドの価値は失われない」と書いている。

　この事例は、最初の編者ラムジイの覚書にあるように、1969年の学会のプレコングレスで予定されていたウィニコットのセッションで、事例を予定していた発表者に代わって、あえてコメンターだったウィニコットが自ら事例発表を申し出て、公表された。当日満席のなかで議論の対象になったのも、この「オンディマンド」がはたして心理療法なのかという点であったと記されている。ウィニコッ

トは，この事例をあえて，意図として発表したかったのだ。2年後に彼が「対象の使用」論文をニューヨークで発表して帰英後に亡くなることを考えれば，その発表は彼の最後の言葉，白鳥の歌である。

ちなみにウィニコットがオリジナルな着想を発展させた歴史は，いくつか分類があるが，エイブラムに従って以下のように分類しよう。

① **1935～1944年　個人と環境のセット**：クライン学派と自我心理学を，内的幻想と環境を，そして何より小児医学と精神分析をまとめて理解しようとする時期。代表的な論文「設定状況における幼児の観察」（1941）における舌圧子ゲーム。
② **1945年～1959年　移行現象**：中間領域に関するオリジナルな着想が確立する。代表論文「移行対象と移行現象」（1951）
③ **1960～1971年　対象の使用**：晩年に攻撃性についての理論を組み替えるまで。

ピグルの事例が行われたのは，ちょうど彼の円熟期の初期にあたる。彼は第二次世界大戦でソーシャルワーカーであった2番目の妻クレアと出会い，子どもを疎開させる仕事をしていた。そこでの仕事は「反社会的傾向」の研究となるが，同時期にあまり会えない子どもたちとの「精神療法的コンサルテーション（治療相談）」を技法化しはじめているので，1964年の，ピグルの事例が行われた時期は晩年ウィニコットが自分の立場を明確化して，新しい理論を組み立てる入口のところであった。

当初1929年に精神分析の訓練をウィニコットがはじめた頃，彼は1930年代にクラインと出会い，1935年に「躁的防衛」論文を書いて精神分析家になり，当初クライニアンとして出発した。だから彼は週多頻度を基本とするクライン学派をベースにもっていた。ただ彼

解説

はもとより小児科医であり、子どもとの独自の体験を持っていた（彼が「躁的防衛」についての論文を書いたときに、クラインが喜んだと言われるほど、クラインは子どもの医者として彼に信頼を置いていた）。それはウィニコットをアンナ・フロイト学派とクライン学派の論争に、いいかえれば環境への適応と発達の影響を重視する立場と内的幻想を重視する立場の間に立たせ、中間学派（後の独立学派）という独自の道を歩ませたが、理論から見れば、彼が臨床的にはクライン学派とまったく反対のことを考えるようになっていく。それが1940年代に起きた、クライン学派からの離脱＝オリジナルな理論的発展だった。そのとき彼が臨床的に準拠したのは、子どもとの小児医学での交流だったと考えることができる。それは舌圧子ゲーム（後のスクイグル）などの、子どもとの間の物であり、理論的にはやはり間の物である移行対象であり、子どもの現実への視点だった。舌圧子ゲームは、小児科臨床の延長であり、移行対象は子どもにとって内側の対象だが、同時に現実との接点である。

　本書にも登場する、いかにして「少なくするか」という言葉はウィニコットの臨床理論にとって重要な論点になっている。精神分析家になってからウィニコットは小児医学のなかで精神分析は重要だが、同時に現実には本当の精神分析を実践することが、この領域でいかに難しいか、さかんに論じている。「児童部門のコンサルテーション」（1942）、そして「小児医学と精神医学」（1948）では小児医学には確かに精神分析が必要だが、すべての子どもに精神分析を提供できるわけではないと述べている。また「小児医学における症状の容認：ある病歴」（1953）でウィニコットはロンドンから遠くにいた少年に、精神分析が難しいので、親に在宅で子どもの退行を抱えられるか聞く。親は「もしこの子が幼児にならなければいけないなら、

家でしましょう。どんなことが起こっているか私に理解できるように助けてくれるなら私はなんとかやれます」と答える。そしてウィニコットは「少年が必要としている精神病院を家庭が提供したのである」と述べる。これが「オンディマンド法」の重要なやりとりである。同じ言葉は，ピグルの3回目のコンサルテーションの「帰宅後の母親からの手紙」のコメントに見ることができる（家族状況が，彼女が自らの病気に到達できる精神病院を提供する）。子どもの治療を始めれば退行が起きる。そのとき両親がどれだけそれを容認できるかの見極めが重要なのだ。

　次第にウィニコットは，実際に精神分析をすることの難しさではなく，むしろ頻度を少なくすることの利点のほうに注目するようになっている。彼は，この在宅で子どもの退行を抱えることについて「それは言葉の本当の意味において避難所asylum」だという。そして論文集ではじめてスクイグルが登場する「在宅で取り扱われた症例」(1955)では，こうした配慮について「マネージメント」という言葉を使っている。

　ウィニコットがスクイグルを用いた「精神療法的コンサルテーション（治療相談）therapeutic consultation」を技法化して，『子どもの治療相談』を世に送り出したのは，こうした文脈であった。オンディマンド法は，マネージメントに結実していると考えることができる。彼はそれを精神療法面接とは異なる技法であると呼び，二三回あえば治る症例に対するもの，そして転移と抵抗を扱うよりもクライアントのニードに合わせた体験を提供するものだと考えている。そこで彼はスクイグルを使うが，同時に，家庭などの環境の活用が重要だと指摘している。本書で次のように言っている。「ひとたび子どもの治療が始まると，それぞれの家庭で適切に育てられているす

べての子どもたちも豊かな症状を示すことを親たちは見失ってしまう」だから「実際に子どもの治療は，家庭の能力といった大変価値ある能力を阻害する可能性がある」のである。つまり症状を受け止め，それを容認するための家族の力を，治療者は容易く失わせる可能性がある。だからこの点で週5回の精神分析よりも「オンディマンド法」に利点があるという。むしろ精神分析に関わることで，子どもはともかく，家族はその抱える能力を失ってしまう，という積極的な議論を行うようになっている。そして「週1回の治療はほとんど妥協案として受け容れられているが，これに価値があるかは疑わしい。週1回の治療は，週5回の治療とオンディマンド法の間で蚊蜂取らずに終わり，本当の深い作業が成し遂げられることを妨げている」と言う。週1回をルーティンワークのように行っている心理療法が多い私たちにとっては痛い言葉だ。

　より興味深いのは，スクイグルについて彼が「素材は両親を打ち明け話に引き込み，治療相談面接という特別な状況で子どもがどんな様子だったか知らせることが治療に役立つという面でも，臨床上重要な意味合いをもっています。これらの絵は，私が子どもの言ったことを報告するよりも，親たちにとってより現実性をもっている」と述べていることで，この点本書でウィニコットが自分の事例記録を両親にタイプして送っているという記述と一致している。彼はマネージメントの一部に，子どもの状態を描画にしろ，治療記録にしろ，親に伝えることが含まれていると考えたのだ。本書の読者は，普通子どもの治療記録を親に見せたりはしないと驚きを隠せないだろう。この点でウィニコットは普通のセラピストとは異なっている。もちろんウィニコットも，治療記録をいつも親に伝えていたわけではなく，「当然，こういった（非常に有益な）洞察を親たちに告げる

ことが，常に適切であるとは限りません。親たちは治療者が彼らに寄せている信頼を悪用するかもしれませんしそうして子どもと治療者の間の一種の親密さに基づいた作業を台無しにするかもしれません」，こう断っている。この点では，ピグルの両親が心理や精神医学の勉強をしているように読めるので，そうした家族の理解力は大きいのかもしれない。だが家族の能力を査定して，その家族がどの程度子どもを抱えられるか，で治療者と親との実際のやりとりが，そして両親に子どもの状態を伝えるかどうかの判断が異なってくるにしても，ウィニコットが迷いながらでも，子どもの状態を親に伝える，そして家族の抱える力を増幅させることを「オンディマンド」法の枢要だと考えていることが本書から分かるだろう。その意味で，本事例が親からの手紙ではじまり，親からの手紙で終わっていることの意味は大きい。本書は親から，そしてウィニコットからの手紙と一緒に読まれるべきと思う。

子どもとの出会い：babacarと黒ママ

　精神療法的コンサルテーションのなかで，彼は数回のコンサルテーションにとって重要なことは，初回面接から二三回だと述べている。理由は，彼の面接が子どもにとって「求めにおうじて（オンディマンド）」であることと関連している。言い換えれば「困っているときに一番動機が高い」，鉄は熱いうちに，ということである。ウィニコットの言葉では，子どもは面接に来るまでの間に，その前日にセラピストの夢を見ている，という表現になる。そのとき，というかそのときにだけ治療者は「主観的対象 subjectiveobjec」の役割を果たす。そしてこの主観的対象の役割を果たしている時が医師にとって，子

どもと接触する絶好の機会なのである。この役割は初回面接か，二三回の面接の間しか持続しない。『子どもの治療相談』のなかで，そうウィニコットが言っている。

これをピグルのオンディマンド法に置き換えると，本人が困っているときに，それに対応する分析家は，主観的な対象の立場に近くなるという意味だろう。だから家族との関係の中で，子どもの姿をモニタリングしておく必要があるし，その訴えの良い面も悪い面も転移として理解しておく必要がある。ウィニコットは子どもにとって転移の内的対象であると同時に，実際に痛みを和らげて，授乳する母親的な，そして現実の対象であろうとした（主観的対象と移行対象との関連については成書をみていただきたい）。

ピグルの最初のセッションまでの姿を見てみよう。ピグルは妹が生まれてから，以後，自分らしさを失い，いつもとどうも違うと両親が思うような状態になった。おかしさには，彼女らしくない，としか言い得ないような変化があった。母親からの手紙によれば，ピグルには二つの問題がある。手紙にはまず「黒ママ（パパ）」が問題になっている。「娘には黒ママと黒パパがいます。黒ママは夜に彼女の後について入ってくる」，それは魔女のように，とても不安な姿をしていて，おっぱいに関わっており，病気になりやすく，何かおなかに住んでいたり，彼女に話をしたりする。この「黒」は治療のプロセスの間にわかってくるが，不在あるいは非在，死に関連している。そしてもうひとつが「もっと早くからある2番目の空想babacar」である。彼女は毎晩のように「babacarのことお話して。babacarのこと，ぜーんぶ」と何度も両親を呼ぶ。しかもこの二つ，黒ママ（パパ）はしばしばbabacarに一緒に乗っているのである（babacarは「乳母車」の意味なのだろうが，babaの語彙とcarの意味を同時に示唆してい

るものだろうから，本書ではそのままに英語で示した）。

　ピグルは最初「恥ずかしそうに」ためらいを見せる（舌圧子ゲームでの「ためらいの段階」を参照）。これは彼女が2歳4カ月という年齢だということも含めて，成長した自我を持っている証拠なのだろう。この年齢は移行対象が見出される時期でもあるので，テディベアが治療の最初のやり取りで使われている。そしていきなり同じことを何度も何度も繰り返し始める。「こっちのも……。Here's another one. こっちのも……」と。ウィニコットはこのことをコミュニケーションとして受け取り，「もう一人の赤ちゃん Another baby. Sush Baby」と言う。その後赤ん坊の誕生，彼女のトラウマに触れる。そして彼女は，このセッションの後で，家庭に帰ってから退行を始め，ウィニコットと親とのやりとりのなかで家族のマネージメントがはじまる。

　この手法，つまりトラウマに到達することをウィニコットがとりわけ重視していたことは，『子どもの治療相談』に何度も出てくる。媒介はスクイグルなので，ウィニコットが行っていることを理解するために（エイブラムから引用），スクイグルは，

- → 診断の道具であるが，ほどよい環境にいる子どもにとっては，治療にも役立つ。
- → 援助は必ず見出されるという子ども（と家族の）希望と信頼がもとになる。
- → 相談者が開始し行うが，決して支配的であってはいけない。対等であるということが，きわめて重要なのである。
- → その技術は，簡単である。目指すところは，遊びとそのとき生じる驚きの要素を促進することである。
- → 紙上の相互作用の結果は，無意識の表象として夢にたとえら

解説

れであろう。

ということになる。ウィニコットによって数回の関係性のなかで，子どもの重要な事柄，依存の失敗というトラウマの地点までいくことは，きわめて重要なことだった。スクイグルは舌圧子と同様に媒介物なので，治療者は観察能力を維持できる，第三項，つまり一緒に見る共同体験領域のものであり，同時にお互いが相互に交流する領域で，治療者の解釈を子どもに与えて，それに対する反応を（象徴的）みることもできる。そして治療相談のほとんどの場合にウィニコットがこのスクイグルの水準で，遊びの中で子どもがトラウマを伝えようとしている瞬間に彼は介入する。それはある種の混乱，混沌が見られた時で，ピグルのやり取りの中では「ごちゃごちゃ」なものが現れた時だ。そしてその時必ずと言っていいほど，彼は「何か夢を見たのかい」と聞く。つまりある種のカオスを夢（本当の自己）への入り口として活用している。そしてそこにはさらに「もっと悪い夢があるのでは」と聞くのである。彼はピグルに，妹の誕生を伝えている。そしてピグルは混乱する。そこでウィニコットは「じゃあもう一人赤ちゃんAnother Babyがいたんだね」と繰り返し，彼女が誕生の話を続けることを手伝い，夢について聞く。「怖いんだね。怖い夢を見るの？」彼女は言う。「babacarの夢」

この後，ピグルが徐々に黒いものに取りつかれていく。その家庭での姿が親とのやりとりでマネージメントされる。1回目の終わりには，ピグルは夜母親のおっぱいを吸いたいというほどまでに退行していく。そして3回目の「精神病院としての家庭」のコメント。ピグルの退行を抱える家族を抱えるウィニコットのマネージメントには先述のように迷いがあるが，子どもの成長の可能性について，彼

はほとんど悩んでいない。

遊ぶこととウィニコットの理論

　ウィニコットが注目しているプレイの前半とそのテーマを並べてみよう（ウィニコットのコメントを括弧＝後に太字で入れる）。

1. 最初ピグルが恥ずかしそうにしている（＝**最初のコミュニケーション：13回目の最初の恥ずかしさととは異なることを参照**）。プレイが始まるとピグルはこっちもこっちもと言う。ここでウィニコットは妹の誕生の話をする（＝**コミュニケーションの確立**）。ピグルは「棒は入る」という主題に対して、ウィニコットが赤ちゃんを作るための男女の話をすると、ピグルは不安になったのか、「うちには猫がいる。次はそのpussy catを連れてくるね」と置き換えをする（＝**不安－主題の変化**）、そして彼女は待っている母親に会いたがる（＝**母親との接触－安堵**）、そしてプレイの終わりに「パパとママを連れてきたい」と待合室に戻る（＝**ごちゃごちゃしたものの否認**）、この後最初で最後の母親面接が行われる。

2. 来談の方法を話した後に、前回電球に顔を描いたものを使って、ピグルはウィニコットに「これオエッとさせて」と頼む（＝**セッションの糸口**）、彼女はバケツを取だしそれをおもちゃでいっぱいにする（＝**口をいっぱいにすること**）、ウィニコットは吐き気について解釈をしながら、「ウィニコットはピグルの赤ちゃんなんだ」と述べる。ここで彼はこのセッションの作業はもう終わったと言うのだ。ピグルは顔を使って遊び、ウィニコットのマネをして、口周辺で遊び（＝**非言語的**

解　説

交流と解釈），暗いところの怖さが語られる。そしてウィニコットのもっとも得意な介入，「内側が真っ黒な夢をみる？」がここで行われ，ピグルが「怖かった」と言い，彼は「ウィニコットに会いたいんだね」と解釈して，「うん」（＝**転移の収束**）。なかなか印象的なやりとりが行われ，毛むくじゃらの動物が餌を食べているところで，「このことを夢として話しているようにウィニコットはやはり解釈する。そして自分を使った転移解釈「ここに私がいるね。ピグルのおなかの中から生まれてきたウィニコット赤ちゃん」と（＝**転移において，ウィニコットは貪欲でカニバリスティックな赤ん坊になっている**）。その後父親のところに行き（＝**私と交流するために父親を必要とする**），そしてウィニコットは彼女のことを待ちながら記録を読んでいる（＝**彼女の考えを容認する父親に対する（ウィニコットの）疑い**），そしてピグルが部屋に戻ってくるとウィニコットはおもちゃのなかで「オエ」っとしている（＝**ピグルが貪欲なのではない－ウィニコットが底なしに貪欲なのだ，この転移を遊ぶことはウィニコットらしい**）。転移を演じるウィニコットに対して，今度はピグルが「ウィニコット赤ちゃんは全部もっているでしょ」と言う（＝**母親の役割を演じているピグル**）。ウィニコットは父親を部屋に入れ，彼女はウィニコット赤ちゃんを父親に見せる，そしてウィニコットは「たった一人の赤ちゃんでいたいよ。全部のおもちゃが欲しいよ」と言い，ピグルが答える「私も赤ちゃんだよ」（＝**あたかも母親の身体からであるように，パパの身体から産まれる**）。しばらくすると今度はピグルは親指しゃぶりをしながら，「生れる」「赤ちゃんをゴミ箱に捨てちゃおう」と言う（＝**赤ん**

坊とガブリエルの役割の交換)、そしてピグルは「私は今生まれたの。内側は黒くなかったよ」と言う (=黒恐怖から初めて逃れる)。

3. ピグルは恥ずかしがって部屋に入ろうとしないので、ウィニコットが先に入り父親を入れる=大人のように妊娠することについての絶望の象徴、電車、人形でのプレイの後につながった電車の二つの車両の順番を出生順として触れ、おもちゃをならべながら「どうやってウィニコットが来たのか」をピグルが聞き (=**私たちは作業しているという主張、この段階での遊びはコミュニケーションで快のためではない**)、彼女は2匹の犬を取り上げて、「1匹の犬はイライラしていた」と言いながら、無慈悲に2匹を押しつぶす (=**無慈悲であることへの不安、または強迫的行動**)。そしてピグルはブリブリ、ガリガリと濁音を使って交流をはじめて、ウィニコットに「赤ちゃんに慣れないよ」「だって怖くなっちゃうから」と言う (=**一次過程から二次過程へ**)、そして父親が語ったガリガリについてのコメントに、ピグルは待合室に持ってきた赤ちゃん人形について触れる (=**前性器的妊娠という考えを越えて性器的なものを好む**)、そしてまたもや夢のやりとり、黒ママとbabacarが登場して、最後におもちゃを片づけながら、黒ママのことに触れ「babacar全部片づけられちゃった」と言う (=**混乱と不安に対する防衛として忘れること**)。ここで両親の手紙から、家庭でピグルは退行して、家は精神病院になったという記述がある。このマネージメントは、先述の通りである。

夢に触れて、プレイの中で赤ちゃんを演じているウィニコットの

姿は，夢を演じているということもできるだろう。ここまでで，ウィニコットが精神療法的コンサルテーションで行っているほとんどの実践が行われていることがわかる。そして在宅における退行が生じる。そしてその容認をウィニコットがマネージメントしている。混乱の原因は，妹の出生のために起きてしまった依存の失敗であり，その失敗の悪夢にウィニコットはプレイの相互作用のなかで触れることができるようになっている。最初の数回に，ウィニコットが主観的対象になり，転移の対象としてそこで遊びに参加し，夢に触れ，妹の出生，赤ん坊にまつわる混乱について解釈し続け，家族が精神病状況になるまで退行していくことを容認していった。

4. 退行したピグルは父親の親指をしゃぶりながら，待合室にいて，ウィニコットと会うと，自発的に「私はbabacarのことで来ているの」と言う（**援助に対する意識的なニード：特定の問題**）。彼女はおもちゃの電車について触れながら，「この部屋あったかいよね」と言いつつ，妹スーザンのことを語る（**＝客観性に訴える**）。電車のプレイの中で，ピグルはウィニコットに「あなたがそんなに遠くに引っ越したなんて」と語り，ウィニコットは「あなたはずっと私を求めていたんだね」と応える（**＝誘惑的なロマンス：父親転移**）。ウィニコットとの関係が取り扱わると，興味深いことにプレイの中でピグルは「黒ママがいる」と言い，彼女はいろいろな車両をウィニコットと自分に振り分ける（**＝私と－私でない者のテーマに関する最初のサイン**）。ピグルは自分の靴を小さすぎるといって脱ぎ，「素敵な女の人が子どもたちを迎えに来るの，黒ママが言うこときかないの」と言う（**＝おそらくエディパ**

ルな恐れに起因する不安の出現)。彼女は他の子どもが作った花のくずかごに捨てる(＝私が他の子どもを見ているという,この証拠に対する遅れた拒絶)。そして途中で「帰りたい」を連発する。ここでも前回と同じように,待合室の父親のところにいき,ウィニコットが書き物をしていると,ピグルが戻ってくる(赤ちゃんとしての状態の覚書:1964年1月4日の両親の手紙)。ウィニコットは父親を導き入れ,前回は言葉であったが,ここでは本当に父親との間で,ピグルは彼の足の間から生まれてくるゲームをする(＝侵襲:自我の勇気の失敗に対する反応からの回復)。そして今度は父親の靴を脱がせて(＝乳房の象徴としての靴),父親にくっつき,指しゃぶりをしながら,膝の上に乗る。これはピグルが家庭で示している退行が,面接室に持ち込まれたものと見ることができる。ウィニコットは「私が怒ったピグルになったゲームだから,彼女は怖かったのだ」と父親に言い,彼女にもそのことを伝える(＝転移において母親として使われる父親。それは私を他の機能に解放してくれる)。ウィニコットは「私は黒くなったことがあったかな?」と聞き,「私は黒ママだよ」と言う。ピグルは「違うよ」(＝この母親が実際は男であると自分に言い聞かせることで安心を得ること)と。ピグルは父親の上で嬉しそうに靴の紐で遊び(＝いまや父親は現実の父親として存在する),ウィニコットは黒ママの主題に留まり続け(＝父親としての父親と嫉妬深い母親としての分析家を伴う別のテーマの展開),ピグルは「ママはパパの小さい女の子になりたいの」と言う(＝二つ目のテーマが確立した。セッションの手がかり)。ここで一つのテーマが取り扱われたとみて良いのだろう。ウィニ

コットは自分について「黒ママはいまはウィニコットなんだね。彼はピグルを追い払おうとしている」とパパの小さい女の子になりたくて，ガブリエルに嫉妬してる黒くて怒っているママであり続ける（＝私はこの段階で，彼女をピグルと呼ぶか，ガブリエルと呼ぶか迷い始めていた。なぜなら私と私でないもののテーマが導入され始めたからである）。

5. スーザンが1歳になったセッション（出生後1年という年月は重要だろう）。ピグルはウィニコットの年齢を聞き，「あなた私たちの近くにいてほしいの」（＝おそらく年齢がとても離れていることへの言及でもある）と言いながら，おもちゃをいろんな形で並べると，外の音がはいってきて（＝窓があいていることによる侵襲：自我支持の失敗）「すごいうるさい」とピグル，そして「私の靴，暑すぎる」と靴紐をほどいた＝自由になった。バケツの中におもちゃがないことを不満を言いながら，いっぱいにしようかとピグルは語り（＝吐き気：用拍的な貪欲さの結果），家を1列に並べる（＝強迫的行動，分裂機制によるコントロール），あいまいだが父親と母親，そして大きな赤ん坊の話をして，自分の髪の毛は巻き毛だと言う（＝カールした髪は赤ん坊の象徴）。ウィニコットは「自分の赤ちゃんをほしがっているんだね」と解釈する。ピグルは自問する。「パパを愛しているのは誰？　babacarとママ」と。

6. ウィニコットはこの回，ピグルではなく，ガブリエルという呼称を使う。彼女は二つの電車をつなぎ，ウィニコットは「赤ちゃんを作っているんだ」と言い，彼女は「ううん，二人はお友達になっているの」と答える（＝自我-関係性の概念）。彼女は電車のパーツをつなげ，ウィニコットはそれを

解釈しながら，ガブリエルは二人のつながりを指摘して，ガブリエル，ウィニコット，パパ，ママ，そして妹つまりSushu Babaとの関係をプレイで示している（＝**彼女は融合することと分離することの境界線に取り組んでいる**）。そしてSushbabyについての会話があり，お城の王様（これは『精神分析的探求』所収の論文の中で「私である」という感覚をもってある種の統合を得ている段階のこと）という感覚をもてるようになってくる。そして靴と靴紐，そして靴下についてのやりとり（＝**未熟さの認識と相対的依存**）があり，Sush Babyの大きな音（＝**明らかになりつつあるそれぞれのアイデンティティ**）が取り扱われ，ガブリエルはウィニコットのことを「ウィニコット先生」と呼ぶ。この回の後で，彼はガブリエルから手紙を受け取っている。親からガブリエルが「動き始めた」という報告を受け，この回にウィニコットは両親の手紙から「黒の現象」の意味を理解しているように見える。おそらくそれは私の非在＝対象の不在という不安なのだろう。

7. ガブリエルはウィニコットにいろいろと要求しつつ，線路をつなげようと言いだし，車，電車，自分で持ってきた石をもちだしてプレイする（＝**ここで彼女はパーソナルな内的現実の体験を抱えていた。その内容の詳細は，曖昧にしか私には知らされてなかった**）。彼女は引きこもった状態（＝**疑念：休日に対する抗議**）になり，ガブリエルは「フランスに行っていたの，誰にも一緒にいてほしくなかったの」と言う（＝**引きこもり状態への言及**）。彼女はほしくない台車と一体になったトラクターをウィニコットに投げつける（＝**攻撃的な行為，攻撃衝動がだされ，私の中に入れられること**）。ここでガブリエルは

解　説

「私」と「私でないもの」の区別ができるようになったのだろう。ここには明らかに距離ができている。そして自分の友達たちの名前を出しながら、自分がおたふく風のために、彼らのところに行けなかったと語る（＝**検疫的隔離のテーマは私と私でないことの間にある防衛的な境界と同じである**）。意味は不明だが、ここで突然クジャクに関する記述がある（＝**クジャク＝DWW**）。彼女はプレイの中で隔たりを作り、壁を設ける（＝**防衛：生きることと死ぬことの間にある異質な内的対象たちが制御されている**）。距離のある関係、だからこそおもちゃを投げるような攻撃性が表現されている。「そちら」と「こちら」のプレイ（＝**そちら側のDWW**）、このときガブリエルによって部屋の掃除を命令する超自我的な立場（＝**超自我の確立と受容とによって管理された不安**）が示され、片づけた後、周囲のカーペットのことを気にしている（＝**外的対象の観察、客観性**）。その後の親からの手紙には、動き出したガブリエルが切羽詰った状態で、今回ウィニコットに会いたがっていたことが分かる。ウィニコットによれば、回復の難しさが「黒ママ」の周辺に見られるという。

セッションの詳細はこの7回目までで良いだろう。妹の誕生の後ろに、「私の非在」についての不安があったことが語られ、父親を使った出生のプレイが繰り返されたとき、ウィニコットは「ウィニコット赤ちゃん」になる。この転移の実演を通して、新しい主題、三角関係が導入されている。最初の数回の夢に触れることから、黒ママが、そしてその不気味な運び手であったbabacarに触れて、その、「黒」の悪夢から、彼女にとっておもちゃが父親と母親の間の出

来事を象徴するものであり，ウィニコットとの間で展開するプレイになっている。それが先生のゲームに表われているし，その点治療室にしばしば父親が導きいれられ，4回目には出生のプレイが演じられていることは興味深い。そして7回ほどの出会いと家族のマネージメントを通して，次第にウィニコットのプレイは，ガブリエルの年齢なみに，前性器的な空想の世界のものに変化していくのである。

　ここでウィニコットの晩年の理論に触れておく価値はあるだろう。彼は分析設定のなかで転移関係として生じてくるものは，依存への退行だと考えた。彼によれば，退行には二つある。一つは早期の失敗状況に戻ることであり，もう一つは早期の成功した状況に戻ることである。そしてピグルがそうであるように，前者の退行では，環境の失敗状況が問題となる。こういう事例でわれわれが目にするのはその個人によって組織化された個人的な防衛の証しであり，これは精神分析を必要とするのである。必要なのは，その状態まで戻り，そこに触れ，その悪夢を人に語ることなのである。精神療法的コンサルテーションは，一回から数回で，それに触れる技術だが，ピグルはそれを触れてから，回復するまでのプロセスが描かれている。もちろんより正常な，早期の成功した状況を有している事例でわれわれがよりはっきりと目にするのは依存の記憶である。そして個人的な防衛の組織よりはむしろ環境の状況に出会うことが，その記憶によって可能になる。だから彼はそこまで戻って，夢を通してそこに戻る必要性を感じていた。それは凍結した失敗を解凍することなのである。

　ウィニコットがピグルに，妹の出生の後に生じた，自分の非在の不安，対象の不在の不安のために凍り付いてしまった自分の死＝黒とbabacarをと通して，そして妹への憎しみを通してみせたのは，こ

の凍結した失敗である。環境としての母親はかつて融合（子どもが母親を空気のように感じる）状態と呼んだものであり，対象としての母親とは出自が違う。環境の失敗は，凍結した記憶として，子供部屋の幽霊を実体化させ，それらは子どもの現実を侵襲する。考えない記憶には，外傷が凍結されていて，そこには自我の防衛組織がある（ピグルの強迫防衛が過剰だった理由だろう）。

　ウィニコットが転移を演じるのは，この新しい環境にとって，分析家の失敗は重要な要素だから，である。それは転移，すなわち早期の失敗状況の再演（re-enactment）の中で生じなくてはならないのだ。だから分析家の失敗は，上演（enactment）であり，適切なタイミングで生じる必要がある。この点で事例全体の中で，ウィニコットが会えない時，ガブリエルの重要な変化が起きている。ウィニコットの言葉を引用しよう。「限定された文脈では誤解されていることに耐えなくてはならない……。今や患者は分析家を失敗，元は環境の要素から生じた失敗のゆえに憎むが，その失敗は幼児の万能的コントロール外のものだったものが，それは今は転移のなかで演じられる。それゆえ，最後には私たちは失敗する――患者のやり方に失敗する――ことによって成功するのである」

さいごに

　この子どもが精神障害の事例ではなく，おそらく専門家である両親が変だと思い，死＝黒＝不在にとりつかれた，そしてそれの運び手に取りつかれた2歳4カ月の女の子であることは，再確認して良いことだろう。つまりこの事例は病んだ子どもと言うよりも，自我発達の途中で防衛の歪曲が起きたものだ。ふつうこの年齢の子ども

なら，そのすぐ前に移行対象を生み出していく。ところがピグルは妹の出生と自分の非在，母親の不在によって成長が止まってしまって，生き生きとしていられなくなったのだ。その意味で，両親が，そしてウィニコットその挫折に気づき，成長の正しい方向に向かわせた育児支援の一例だとも言える。この年齢は，後々，深刻な発達の問題を生み出しやすい，その予防の実例としても，ピグルの事例は読める。

最後に翻訳の仕方について，ピグルの訳がすでに出されているが，今回はまずそれらを参照せずに翻訳をして，その後前の訳と対照しながら読み，さらに翻訳をチェックして，ウィニコットの真意に近づくための読み直しを行った。翻訳のグループは以下の四人だった。

岡本亜美（ファミリーメンタルクリニックまつたに）
加茂（鈴木）聡子（四谷こころのクリニック院長）
小島嘉子（桜ヶ丘記念病院臨床心理士）
吉村　聡（上智大学）

この四人が翻訳と読み直しの作業に付き合ってくれたことで，ピグルとウィニコットの出会いと関係を何度も，いろいろな視点から読み直すことができた，ここに感謝したい。私はピグルとその家族，そしてウィニコットと過ごしたこの年月を決して忘れないだろう。

参考文献
Abram, J. (2008) : Donald Woods Winnicott (1896-1971) : A brief introduction. International Journal of Psychoanalysis 89 : 1189-1217 Winnicott, D. W. W. (1971)「新版子どもの治療相談面接」（橋本雅雄・大矢泰士監訳）岩崎学術出版社，2011.

監訳者略歴

妙木 浩之……みょうきひろゆき

1987年，上智大学文学院博士課程満期退学。
佐賀医科大学助教授を経て，現在，東京国際大学人間社会学部・大学院臨床心理学研究科教授。

主要著訳書──『フロイト入門』ちくま新書（2000），『精神分析における言葉の活用』金剛出版（2005），『初回面接入門』岩崎学術出版社（2010），『ラングス精神療法入門──コミュニカティヴ・アプローチの実際』（共訳）金剛出版（1997），マックウィリアムズ『精神分析的心理療法──実践家のための手引き』（共訳）金剛出版（2009），ソロモン他『短期力動療法入門』（共訳）金剛出版（2014）他。

訳者

岡本亜美［ファミリーメンタルクリニックまつたに］

加茂（鈴木）聡子［四谷こころのクリニック］

小島嘉子［桜ヶ丘記念病院］

吉村　聡［上智大学］

ピグル
ある少女の精神分析的治療の記録

2015年10月20日　印刷
2015年10月30日　発行

著者 ───── ドナルド・W・ウィニコット
監訳者 ───── 妙木浩之
発行者 ───── 立石正信
発行所 ───── 株式会社 金剛出版
　　　　　　〒112-0005
　　　　　　東京都文京区水道1-5-16
　　　　　　電話 03-3815-6661
　　　　　　振替 00120-6-34848

装丁 ───── 臼井新太郎
装画 ───── 古川じゅんこ
印刷・製本 ── 音羽印刷

ISBN978-4-7724-1450-0 C3011
Printed in Japan©2015

# 短期力動療法入門
[監訳]=妙木浩之　飯島典子
●A5判 ●並製 ●248頁 ●本体**3,800**円+税

短期力動療法は1970年代に開かれたシンポジウムでDavanlooとMalanが出会い，その後継者によって飛躍的に進歩し，今では米国で大きな流れの一つとして数えられる。本書では，治療法の全体像と今後の展望について解説する。

# 精神分析における言葉の活用
[著]=妙木浩之
●A5判 ●上製 ●250頁 ●本体**3,400**円+税

臨床場面における道具としての言葉，言葉の認識機能としてのメタファーの重要性など，言葉とそれに付帯する要素の活用の仕方を示す。

セラピストと患者のための
# 実践的精神分析入門
[著]=オーウェン・レニック　[監訳]=妙木浩之
●A5判 ●上製 ●220頁 ●本体**3,400**円+税

古典的精神分析理論の諸原則の意義を，セラピストと患者の相互作用のなかで再点検する。

精神分析的心理療法
実践家のための手引き
[著]=ナンシー・マックウィリアムズ　[監訳]=狩野力八郎　[訳]=妙木浩之 ほか
●A5判 ●上製 ●384頁 ●本体**5,400**円+税

精神分析的心理療法とは何か？を「治療の定義」「セラピストの姿勢」「クライエントの準備」など，多次元的視点から説明する。